糖尿病・腎臓病・高血圧・高脂血症

高齢者のための
食事制限メニュー

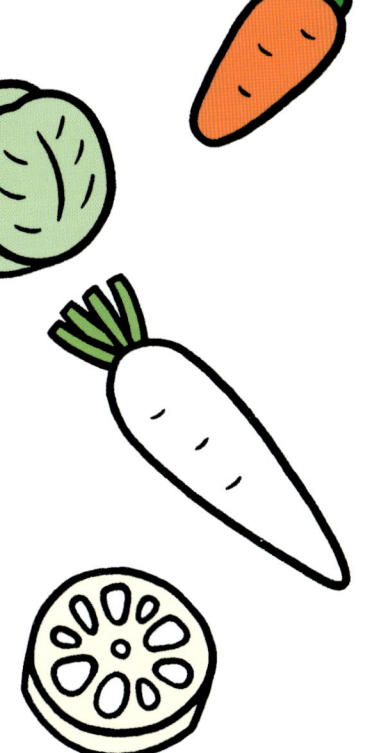

監修
香川芳子 女子栄養大学学長・医学博士
杉橋啓子 神奈川福祉栄養開発研究所開発部長

料理
今井久美子 栄養士・料理研究家

医療栄養指導
本田佳子 女子栄養大学教授

取材協力
「介護食士3級認定講習」*の受講者の皆さん
*（香川栄養専門学校公開講座・全国調理職業訓練協会認定資格）

企画・編集
足立礼子

＊「高脂血症」は、2007年4月、呼称が「脂質異常症」と変更されました。
　病気そのものに変わりはないので、本書では「高脂血症」で記載します。
＊本書で示す「塩分」は「食塩相当量」を表わします。

女子栄養大学出版部

健やかな「老い」のかなめとなる、生活習慣病改善の食事作り

香川芳子　杉橋啓子

　日本は世界に類を見ない長寿国となりました。
　高齢社会が加速していく今、問題なのは、どれくらい長く生きるかではなく、「どのように生きるか」、ということです。それぞれの人が納得のいく生き方をされるには、健康であり続ける必要があります。せっかくの長寿社会、健やかなればこそ、生活に「張り」ができ、心豊かな「老い」を受け止めることができます。

　今、糖尿病の疑いが大なり小なりある人は全国に2210万人、その多くは60歳以上の高齢者と見られます。高血圧や高コレステロール血症、高中性脂肪血症、また、糖尿病や高血圧から腎臓障害などを起こす人々も、たいへん増えています。そのほか、複数のさまざまな病気を抱える高齢者も多くいます。

　そうした病気の多くは、長年の食事などの生活習慣の積み重ねが、大きくかかわっています。予防も、そして病気になってからの改善も、症状に合わせた適切な食事を軸とした生活習慣の軌道修正が、なによりも重要なことはいうまでもありません。

在宅で、あるいは介護福祉施設などで、そうした病気を持つ高齢者の食事を作る人は、さぞたいへんな思いをされていることでしょう。エネルギーや塩分を控える、たんぱく質を控えるなどと言われても、実際の食事をどうしたらよいのか、手探り状態の人も多いことと思います。そこでこの本では、さまざまな制限のある食事のポイントを示しながら、手軽でおいしい食事例を数多く載せました。日々の食事作りにきっとお役に立つ一冊になると思います。

　ただ、現実には理屈どおりにいかないこともあると思います。生活順応性に乏しい高齢者は、長い間の生活の中で独自の食生活パターンがあり、急に改善を行なうと、食事に不満を持ったり、食べる楽しみを失ってしまうことさえあります。高齢者の生活改善は、その人の食生活の流れを尊重しながら、あせらず根気よく、徐々にとり組むことがたいせつです。

　たとえば、糖尿病の人が、今まで食後に1個のもち菓子などを召し上がっていたなら、それを「だめ」ではなく、医師と相談し、病状に合わせながら、半分なり一口なり、楽しみを残すことも必要です。一口でも満足いただけることもあります。

　失うものが多い高齢者から、食べる楽しみをとり上げることなく、その心の寂しさを埋めながら、「食」を通して生きる希望を提供できるように努力していただきたいと、願っております。

目次

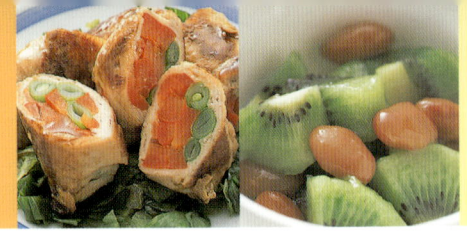

健やかな「老い」のかなめとなる、生活習慣病改善の食事作り……2
使いたい食材から探す料理早見一覧……6
この本を有効に活用していただくために……22

病気の人の食事作りは計量が大事 ……9
よく使う調味料の
塩分（食塩相当量）や
エネルギー早わかり ………………10

かんたんにできる
糖尿病・高血圧・高脂血症＆
腎臓病の人のための
安心メニュー ……………23

カジキのなべ照り焼きの献立…………24
ソフト酢豚の献立……………………26
チキンクリームシチューの献立 ……28
キンメダイのおろし煮の献立…………30
豆腐お焼き甘酢あんの献立……………32
五目オムレツの献立 …………………34
ビビンバ丼の献立………………………36
野菜あんかけうどんの献立……………38

糖尿病・高血圧・高脂血症の人の食事
ここがポイント …………………14
この献立どこがモンダイ？
こうすると、ヘルシーに！ …………16

腎臓病（慢性腎不全）の人の食事
ここがポイント …………………18
1食＆1日にとりたい食品はこれくらい…20

あなたの味覚は
「うすめ」or「濃いめ」？ ……………40
塩蔵品や煮豆、お菓子
気になる塩分やエネルギー ……………72
だしのとり方・即席のだし情報 ………88

おなじみの食材で作る
糖尿病・高血圧・高脂血症＆
腎臓病の人のための
大きいおかず・おかず兼主食 …47

魚介 ……………………………48
肉 ………………………………53
大豆製品 ………………………58
卵 ………………………………60
めん ……………………………62
ごはん・パン …………………64

もう1品ほしいときに
うす塩＆かんたん即席漬け……66

もう1品ほしいきに
「注ぐだけ」の½カップ汁物……68
½カップ汁物でおいしく減塩

もう1品ほしいときに
ヘルシーひと口デザート……70

これなら安心
糖尿病・高血圧・高脂血症＆腎臓病の人のための
ヘルシーな人気メニュー ……73
ボリュームおでんの献立 ……74
エビと野菜の天ぷらの献立 ……76
なすはさみ豚カツの献立 ……78
ひき肉と野菜のカレーライスの献立 ……80
冷やしとろろそばの献立 ……82
野菜ちらしずしの献立 ……84

腎臓病の食事作りのための
食品のたんぱく質量、早覚え
　卵、牛乳・乳製品、肉、魚介、大豆製品 …42
　野菜、穀類 ……44

腎臓病の食事療法を助ける
「低たんぱく穀類」 ……45

腎臓病の食事作りのための
エネルギーアップ対策 ……46

糖尿病・高血圧・高脂血症の人のための
野菜類（芋・海藻・くだもの）のとり方…86

腎臓病の人のための
野菜類（芋・海藻・くだもの）のとり方…87

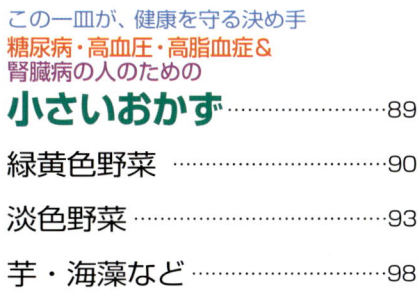

この一皿が、健康を守る決め手
糖尿病・高血圧・高脂血症＆腎臓病の人のための
小さいおかず ……89
緑黄色野菜 ……90
淡色野菜 ……93
芋・海藻など ……98

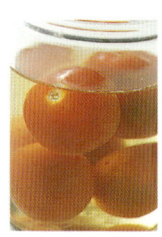

食生活のケアで、人も国も元気に（杉橋啓子）……103

ホームヘルパー
生活習慣病の高齢者への食事作りの悩みQ＆A（本田佳子）…104

生活習慣病と高齢者（本田佳子）……106

ホームヘルパー座談会 ……111
「元気で長生き」を支えるのは食事への自覚

この本に登場する料理の栄養成分値 ……116

使いたい食材から探す料理早見一覧

食材		料理名	ページ
乳・卵	牛乳・乳製品	[主菜・副菜] チキンクリームシチュー …… 28 かぼちゃのヨーグルトソース …… 90 [主食兼おかず] サンドイッチ …… 65	
	卵	[主菜] 五目オムレツ …… 34 牛肉のすき煮 …… 57 じか蒸し茶わん蒸し …… 60 いり卵と野菜の酢じょうゆいため …… 61 ボリュームおでん …… 74 [主食兼おかず・汁] 冷やし中華 …… 62 かきたま汁 …… 84	
魚介	魚	[主菜] カジキのなべ照り焼き …… 24 キンメダイのおろし煮 …… 30 生ザケ（ギンダラ）の梅煮 …… 48 イワシのトマトソースかけ …… 49 タラ（ギンダラ）のウスターソース焼き …… 50 焼きサバのしょうが酢かけ …… 51 [主食兼おかず] 鉄火丼・マグロのたたき丼 …… 64	
	貝類・エビ・加工品	[主菜・副菜] 豆腐お焼き甘酢あん …… 32 ホタテガイと野菜のオイスターソースいため …… 52 カキと野菜のオイスターソースいため …… 52 じか蒸し茶わん蒸し …… 60 ボリュームおでん …… 74 エビと野菜の天ぷら …… 76 長芋とオクラのサケフレークあえ …… 100 [主食兼おかず] 野菜ちらしずし …… 84	
肉	鶏肉	[主菜] チキンクリームシチュー …… 28 鶏肉のさっぱり香味焼き …… 53 [主食兼おかず] 野菜あんかけうどん …… 38	
	豚肉	[主菜] ソフト酢豚 …… 26 ゆで豚と青梗菜のおろし玉ねぎソース …… 54 豚肉のねぎみそ焼き …… 55 豚肉と野菜のこんぶ巻き・巻き焼き …… 56 なすはさみ豚カツ …… 78 [主食兼おかず] 焼きそば・焼きうどん …… 63	

食材		料理名	ページ
肉	牛肉	[主菜] 牛肉のすき煮 …… 57 [主食兼おかず] ビビンバ丼 …… 36	
	ひき肉	[主菜] 厚揚げの肉詰め煮 …… 58 厚揚げとはるさめのそぼろ煮 …… 58 肉団子と大根の煮物 …… 82 [主食兼おかず] ひき肉と野菜のカレーライス …… 80	
	ハム・ベーコン	[主菜] 五目オムレツ …… 34 [副菜] キャベツとベーコンのスープ煮 …… 93 [主食兼おかず] 冷やし中華 …… 62 サンドイッチ …… 65	
豆腐・豆製品	豆腐	[主菜] 豆腐お焼き甘酢あん …… 32 豆腐と野菜のチャンプルー …… 59 [副菜] 豆腐のソテー わさびマヨネーズ …… 38 [汁] 豆腐とわかめのスープ …… 26 もずくと豆腐の汁物 …… 30 かきたま汁 …… 84	
	その他	[主菜] 厚揚げの肉詰め煮 …… 58 厚揚げとはるさめのそぼろ煮 …… 58 [副菜] ほうれん草と油揚げのごま酢あえ …… 75 かぼちゃの小倉煮 …… 84 [汁] きな粉汁 …… 68 豆乳汁 …… 68 [デザート] 甘煮豆のフルーツあえ …… 71	
緑黄色野菜	青菜	[主菜] ホタテガイと野菜のオイスターソースいため …… 52 ゆで豚と青梗菜のおろし玉ねぎソース …… 54 牛肉のすき煮 …… 57 豆腐と野菜のチャンプルー …… 59 いり卵と野菜の酢じょうゆいため …… 61 [副菜] 小松菜のからしあえ …… 24 小松菜とはるさめのからしマヨネーズあえ …… 25	

食材		料理名	ページ
緑黄色野菜	青菜	ほうれん草のごまあえ …………74 ほうれん草と油揚げのごま酢あえ …75 青梗菜のたたき梅あえ …………92 [主食兼おかず] ビビンバ丼 ……………………36 野菜あんかけうどん ……………38
	にんじん	[副菜] にんじんとセロリのフルーツジュース漬け…66 にんじんとりんごの甘煮 ………91 かぶとおろしにんじんの甘酢あえ …94 もやしとにんじんのごま油いため…94 大根とにんじんのいためなます …95
	ピーマン・ さやいんげん・ さやえんどう	[主菜] 豚肉と野菜のこんぶ巻き・巻き焼き……56 いり卵と野菜の酢じょうゆいため（腎）…61 [副菜] もやしとピーマンのお浸し ……28 さやいんげんのすりごま煮 ……34 2色ピーマンのあえ物 …………92 糸こんにゃくと赤ピーマンのきんぴら…102
	トマト （ミニトマト）	[副菜] ミニトマトの酢漬け ……………67 トマトとレタスのあえ物 ………78 トマトのふりかけサラダ ………91 なすとミニトマトのホイル焼き…96 [主食兼おかず] 冷やし中華 ……………………62 ひき肉と野菜のカレーライス …80
	かぼちゃ	[副菜] かぼちゃのレモン煮 ……………36 かぼちゃの小倉煮 ………………84 かぼちゃのヨーグルトソース …90 かぼちゃとしめじのうす味煮 …90
	その他	[副菜] 竹の子とグリーンアスパラガスのサラダ…30 ブロッコリーのとろろかけ ……91 オクラのわさび漬けあえ ………92 長芋とオクラのサケフレークあえ…100
淡色野菜	白菜	[主菜] カキと野菜のオイスターソースいため…52 牛肉のすき煮 ……………………57 [副菜] 白菜とわかめの酢みそあえ ……34 白菜とじゃこの煮浸し …………97 白菜としいたけのすりごま煮 …97 [主食兼おかず・汁] 白菜とはるさめのスープ ………36 焼きそば・焼きうどん …………63

食材		料理名	ページ
淡色野菜	大根・かぶ	[主菜] キンメダイのおろし煮 …………30 ボリュームおでん ………………74 肉団子と大根の煮物 ……………82 [副菜] かぶとセロリの梅肉あえ ………32 かぶのゆかり漬け …………………67 かぶとおろしにんじんの甘酢あえ…94 大根のしょうが酢あえ …………95 大根とにんじんのいためなます…95 [主食兼おかず・汁] 根菜汁 ……………………………24 ビビンバ丼 ……………………36 みぞれ汁 …………………………68 [デザート] 甘酢大根のプラム巻き …………70
	なす	[主菜・副菜] なすはさみ豚カツ ………………78 なすとミニトマトのホイル焼き…96 なすの酢みそかけ ………………96 こんにゃくとなすのあんかけ …101 [主食兼おかず・汁] ひき肉と野菜のカレーライス …80
	玉ねぎ・ ねぎ	[主菜] ソフト酢豚 ………………………26 五目オムレツ ……………………34 [主食兼おかず・汁] ねぎとはるさめのスープ ………37 麩とねぎのすまし汁 ……………78 ひき肉と野菜のカレーライス …80
	きゅうり	[副菜] きゅうりととこるてんの辛味あえ…26 きゅうりとくずきりの辛味あえ …27 きゅうりのたたき漬け ……………66 きゅうりとしらたきの酢の物 …76 きゅうりとはるさめの酢の物 …77 きゅうりとりんごのヨーグルトあえ…81 ひじきときゅうりの甘酢あえ …102 [主食兼おかず] 冷やし中華 ……………………62
	キャベツ・ もやし	[主菜] 豆腐と野菜のチャンプルー ……59 [副菜] もやしとピーマンのお浸し ……28 キャベツのお好み焼き風 ………93 キャベツとベーコンのスープ煮 …93 キャベツのごまあえ ……………94 もやしとにんじんのごま油いため…94

	食材	料理名	ページ
淡色野菜	レタス・セロリ	[副菜] かぶとセロリの梅肉あえ …………32 にんじんとセロリのフルーツジュース漬け…66 トマトとレタスのあえ物 …………78 セロリとりんごのヨーグルトあえ…80 ゆでレタスとわかめのお浸し …97 [主食兼おかず] 冷やし中華 ……………………62	
淡色野菜	その他	[副菜] 竹の子とグリーンアスパラガスのサラダ…30 カリフラワーのカレー風味漬け …67 エビと野菜の天ぷら …………76 のっぺい汁 ……………………98	
芋	じゃが芋	[主菜] チキンクリームシチュー …………28 ボリュームおでん ………………74 [副菜] じゃが芋の黒ごまだれ …………99 シンプルポテトサラダ …………99 [汁] 根菜汁 ……………………………24	
芋	さつま芋	[主菜] エビと野菜の天ぷら …………76 [副菜] さつま芋茶きん ………………32 さつま芋の塩こんぶ煮 …………99 さつま芋のりんごジュース煮 …100	
芋	里芋・長芋	[副菜] ブロッコリーのとろろかけ ………91 里芋のパイナップルあえ ………98 のっぺい汁 ……………………98 長芋のきのこあんかけ …………100 長芋とオクラのサケフレークあえ …100 [主食兼おかず] 冷やしとろろそば ………………82	
きのこ・海藻・こんにゃく・はるさめ・くずきり	きのこ	[主菜] 厚揚げの肉詰め煮 ………………58 豆腐と野菜のチャンプルー ……59 いり卵と野菜の酢じょうゆいため…61 肉団子と大根の煮物 ……………82 [副菜] かぼちゃとしめじのうす味煮 ……90 ブロッコリーのとろろかけ ………91 白菜としいたけのすりごま煮 …97 長芋のきのこあんかけ …………100 きのこの焼き浸し ………………101	

	食材	料理名	ページ
きのこ・海藻・こんにゃく・はるさめ・くずきり	海藻こんにゃく	[主菜] ゆで豚と青梗菜のおろし玉ねぎソース…54 豚肉と野菜のこんぶ巻き ………56 牛肉のすき煮 ……………………57 ボリュームおでん ………………74 [副菜] きゅうりとところてんの辛味あえ…26 白菜とわかめの酢みそあえ ……34 こんにゃくのソテー わさびマヨネーズ…39 きゅうりとしらたきの酢の物 …76 ゆでレタスとわかめのお浸し …97 こんにゃくとなすのあんかけ …101 ひじきときゅうりの甘酢あえ …102 糸こんにゃくと赤ピーマンのきんぴら…102 [汁] 豆腐とわかめのスープ …………26 もずくと豆腐の汁物 ……………30 青のり汁 …………………………69	
きのこ・海藻・こんにゃく・はるさめ・くずきり	はるさめ・くずきり	[主菜] 牛肉のすき煮（腎）………………57 厚揚げとはるさめのそぼろ煮 …58 [副菜] 小松菜とはるさめのからしマヨネーズあえ…25 きゅうりとくずきりの辛味あえ …27 きゅうりとはるさめの酢の物 …77 [主食兼おかず・汁] 白菜（ねぎ）とはるさめのスープ…36 冷やし中華（腎）…………………62	
くだもの	くだもの	[副菜] セロリとりんごのヨーグルトあえ…80 きゅうりとりんごのヨーグルトあえ…81 にんじんとりんごの甘煮 ………91 里芋のパイナップルあえ ………98 [デザート] 黄桃シャーベット ………………70 甘酢大根のプラム巻き …………70 りんごのはちみつ煮 ……………71 甘煮豆のフルーツあえ …………71 レモネード ………………………71	
ごはん・めん・パン	ごはん・めん・パン	[主食兼おかず] ビビンバ丼 ………………………36 野菜あんかけうどん ……………38 冷やし中華 ………………………62 焼きそば・焼きうどん ……………63 鉄火丼・マグロのたたき丼 ……64 サンドイッチ ……………………65 ひき肉と野菜のカレーライス …80 冷やしとろろそば ………………82 野菜ちらしずし …………………84	

［病気の人の食事作りは計量が大事］

自分はうす味だと思っていても実は濃い味だったり、わずかな量に見えた塩が意外に多かったり……、人の感覚はアテになりません。ひと手間でも、「計量」の習慣を身につけましょう。

マイ計量カップ・スプーン、携帯しよう

エネルギーや塩分、たんぱく質などの制限がある人の食事を作る場合は、特に食品の計量が大事。計量器具のないお宅には常備をお願いするか、計量カップ・スプーンや小型重量計を持参することをおすすめします。それが無理なら、家での食事作りで計量の習慣をつけ、勘を養っておきましょう。

計量カップ・スプーン

カップ…200ml
大さじ…15ml
小さじ…5ml
ミニスプーン…1ml
すり切りへら

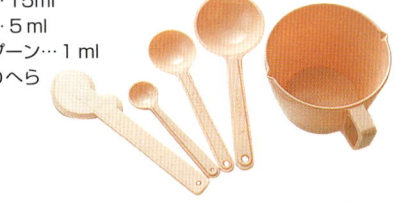

スプーンは真円形のものが誤差が少なく、すり切りへらを使うことでより正確に計れます。1～2人分の調味料は、使用量が少ないので、1ml用のミニスプーンがあると便利です。この本の材料表では、ミニスプーンは「ﾐ=」と表示しています。

重量計

1g単位で計れるデジタルスケールが便利。容器の重さを除外して計る操作も楽です。

＊料理書に記されている材料の分量は、皮や種などを除いた「正味重量」が原則です。

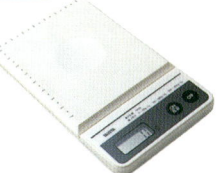

計り方、ここがポイント

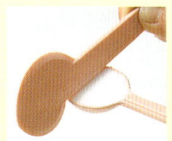

粉末類の「1杯」は、軽くこんもりすくって水平にすり切った状態（カップ・スプーンとも）。

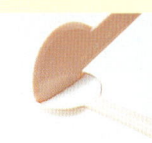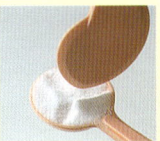

スプーンの「½杯」や「⅓杯」は、「1杯」からすり切りへらの曲線部分を使って余分を除く。

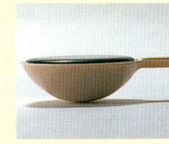

液体の「1杯」は、縁から盛り上がるくらいの状態（カップ・スプーンとも）。

紹介の計量器具は女子栄養大学代理部（電話03-3949-9371）でとり扱っています。

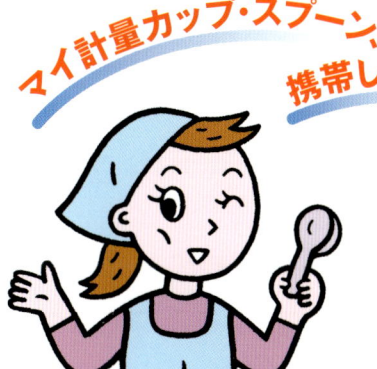

よく使う調味料の塩分（食塩相当量）やエネルギー 早わかり

塩（食塩）

小さじ1 ……… 塩分 **6** g
0kcal
たんぱく質 0g
カリウム 6mg

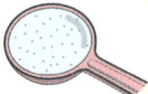

ミニスプーン1 …… 塩分 **1.2** g
0kcal
たんぱく質 0g
カリウム 1mg

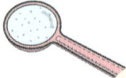

2本指でひとつまみ… 塩分 **0.3** g
0kcal
たんぱく質 0g
カリウム 微量

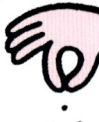

3本指でひとつまみ… 塩分 **0.6** g
0kcal
たんぱく質 0g
カリウム 1mg

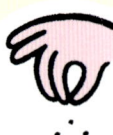

ティースプーン1 …… 塩分 約 **3** g
0kcal
たんぱく質 0g
カリウム 3mg

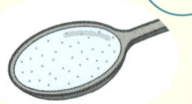

＊指での計量は人により差があり、ある実験では2〜3倍もの開きがありました。自分のひとつまみがおよそ何グラムか、計っておくと安心です。ティースプーンも製品によって容量が異なるので、いつも使うもので計ってみましょう。

しょうゆ

小さじ1 ……… 塩分 **0.9** g
4kcal
たんぱく質 0.5g
カリウム 23mg

★小さじ1で塩分約1g、½で約0.5gと覚えておくと楽。

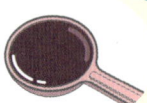

小さじ½ ……… 塩分 **0.4** g
2kcal
たんぱく質 0.2g
カリウム 12mg

ミニスプーン1 …… 塩分 **0.2** g
1kcal
たんぱく質 0.1g
カリウム 5mg

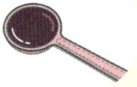

魚ミニケース1個… 塩分 **0.4** g
（＝約小さじ½）
2kcal
たんぱく質 0.2g
カリウム 12mg

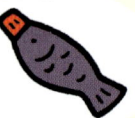

＊刺し身のつけじょうゆなども、計って小皿に入れる習慣を。何度か計ると、目分量がつかめるようになります。
＊うす口しょうゆは、普通の濃い口しょうゆよりやや塩分が高めです。

同じ小さじ1杯、大さじ1杯でも、調味料によってその重量は異なります。調味料の重量早見表（巻末）をごらんください。

みそ（淡色辛みそ）

大さじ½ ……… 塩分 **1.1** g
17kcal
たんぱく質 1.1g
カリウム 34mg
★これが標準的なみそ汁1杯分の目安量。

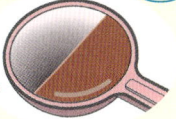

小さじ1 ……… 塩分 **0.7** g
12kcal
たんぱく質 0.8g
カリウム 23mg

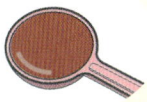

＊みそは種類によって塩分が異なります。西京みそは大さじ½で塩分0.5g、赤色辛みそは1.2gです。また、田楽みその場合、小さじ1で塩分約0.3gです。

オイスターソース（カキ油）

小さじ1 ……… 塩分 **0.7** g
6kcal
たんぱく質 0.5g
カリウム 16mg

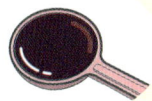

「味ぽん」（ミツカン）
小さじ1…塩分0.5g
4kcal　たんぱく質0.3g　カリウム10mg

「焼き肉のたれ　しょうゆ味」
（エバラ食品工業）
小さじ1杯…塩分0.5g
8kcal　たんぱく質0.2g　カリウム11mg

「焼き肉のたれ　黄金の味　中辛」
（エバラ食品工業）
小さじ1…塩分0.3g
7kcal　たんぱく質0.2g　カリウム13mg

めんつゆ

（3倍濃縮）
小さじ1 ……… 塩分 **0.6** g
6kcal
たんぱく質 0.3g
カリウム 13mg

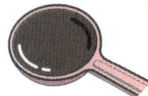

（ストレート）
大さじ1 ……… 塩分 **0.5** g
7kcal
たんぱく質 0.4g
カリウム 16mg

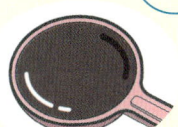

ウスターソース

小さじ1 ……… 塩分 **0.5** g
7kcal
たんぱく質 0.1g
カリウム 11mg

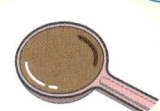

弁当用ミニケース … 塩分 **約0.3** g
（＝約小さじ⅔）
5kcal
たんぱく質微量
カリウム 8mg

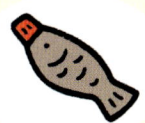

（中濃ソース）
小さじ1 ……… 塩分 **0.3** g
8kcal
たんぱく質微量
カリウム 13mg

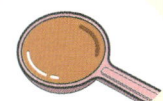

よく使う調味料の塩分(食塩相当量)やエネルギー 早わかり

植物油

小さじ1 .... 37 kcal
たんぱく質0g
塩分0g
カリウム0mg

＊さまざまなサラダ油もごま油も同じです。

マーガリン

小さじ1 .... 30 kcal
たんぱく質微量
塩分微量
カリウム1mg

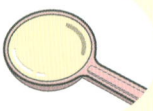

バター

小さじ1 .... 30 kcal
たんぱく質微量
塩分0.1g
カリウム1mg

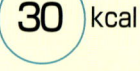

ドレッシング

(和風ノンオイル)
小さじ1 .... 塩分 0.4 g
たんぱく質0.2g
カリウム7mg
4 kcal

(フレンチ)
小さじ1 .... 塩分 0.2 g
たんぱく質微量
カリウム微量
20 kcal

(サウザンアイランド)
小さじ1 .... 塩分 0.2 g
たんぱく質0.1g
カリウム4mg
21 kcal

マヨネーズ(全卵型)

小さじ1 .... 塩分 0.1 g
たんぱく質0.1g
カリウム1mg
28 kcal

大さじ1 .... 塩分 0.2 g
たんぱく質0.2g
カリウム2mg
84 kcal

トマトケチャップ

小さじ1 ………… 塩分 **0.2** g
たんぱく質 0.1g
カリウム 24mg

6 kcal

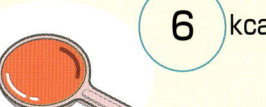

大さじ1 ………… 塩分 **0.5** g
たんぱく質 0.3g
カリウム 71mg

18 kcal

みりん(本みりん)

小さじ1 ……………… **15** kcal
たんぱく質微量
塩分 0g
カリウム微量

みりん風調味料

小さじ1 ……………… **11** kcal
たんぱく質微量
塩分 0g
カリウム微量

砂糖

小さじ1 ……………… **12** kcal
たんぱく質 0g
塩分 0g
カリウム微量

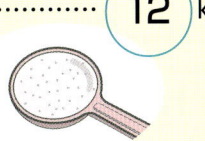

黒砂糖

小さじ1 ……………… **11** kcal
たんぱく質 0.1g
塩分微量
カリウム 33mg

＊カリウムが多い点に注意を。

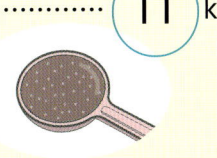

はちみつ

小さじ1 ……………… **21** kcal
たんぱく質微量
塩分 0g
カリウム 1mg

いちごジャム

小さじ1 ……………… **18** kcal
たんぱく質微量
塩分 0g
カリウム 5mg

＊マーマレードも 18kcal

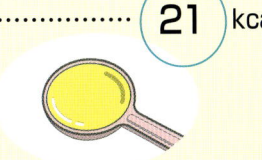

いちごジャム（低糖）

小さじ1 ……………… **14** kcal
たんぱく質微量
塩分 0g
カリウム 6mg

＊マーマレード（低糖）も 14kcal

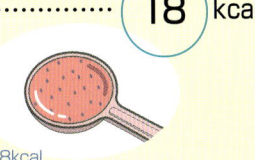

ここがポイント

糖尿病・高血圧・高脂血症の人の食事

糖尿病、高血圧、血中のコレステロールや中性脂肪が高い高脂血症などの人は、いずれも動脈硬化が進行しやすく、そのために心筋梗塞や脳卒中などの重大な病気を招きやすいことが、大きな問題点です。それを防ぐのが、食事の最大のポイント。気をつける点は、どの病気もほぼ同じです。

＊病気の解説は106ページをごらんください。複数の病気を併発して医師や栄養士の指導を受けている場合はそれに従ってください。なお「高脂血症」は、2007年4月、呼称が「脂質異常症」と変更されました。病気そのものに変わりはないので、以下では「高脂血症」で記載します。

1 ●エネルギーのとりすぎに気をつけて

肥満は動脈硬化を進行させる大きな要因です。年をとると食べることが楽しみになりますが、消費エネルギーは減るので、食べすぎには注意が必要。その人にとって望ましい体重を医師に確認し、それを目安に、食事の量を加減しましょう。3〜6のポイントは、肥満を防ぐ対策でもあります。

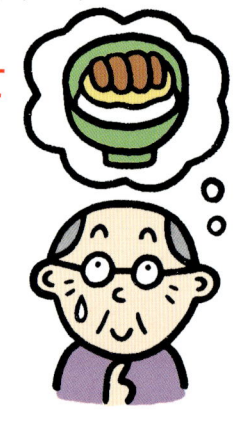

2 ●塩分は控えることを忘れずに

塩分は健康な成人でも1日男性で9g未満、女性で7.5g未満に、高血圧などの人では6g未満が望ましいとされています。1食に単純に割ると2g以内です。みそ汁1杯の塩分が約1.2g、アジの干物1枚が1〜2gですから、かなり注意が必要なことがおわかりでしょう。ただし、あまり厳しくすると、食欲が落ちたり、イライラがつのったりするので、ゆっくりと減塩をしていきましょう。

（→9〜13、40〜41、72ページ）

3 ●肉の脂肪や揚げ物のとりすぎに気をつけて

油脂のとりすぎは肥満や動脈硬化を進めるもと。肉の脂肪やバターなどの動物性脂肪のとりすぎは、特に動脈硬化を促進します。霜降り肉や天ぷらが大好物という人には、肉の部位を変える、量や回数を減らすなどのくふうが必要です。ただ、油脂も適量は健康維持にたいせつなものです。

4 ● 砂糖やくだもの、アルコールはほどほどに

砂糖や、くだものに多く含まれる果糖は、血糖値を上昇させやすく、とりすぎると中性脂肪を増やします。とはいえ、くだものはビタミンや食物繊維の補給源でもあり、砂糖の甘味もときにはよい心の安定剤になります。適量をデザートや間食にうまくとり入れるようにしましょう。アルコールもとりすぎは中性脂肪を増やし、血圧を上昇させます。　　　　　　　　　　（→70～72ページ）

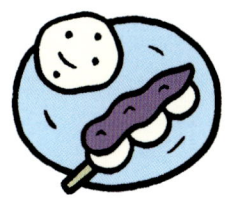

5 ● 野菜や海藻などをしっかりとる

野菜や海藻、大豆、芋、くだもの、穀類などは食物繊維やビタミン、ミネラルの供給源です。食物繊維は、血糖値の急上昇をおさえ、血圧や血中コレステロール値を下げるなどの作用があり、便秘予防にも役立ちます。野菜や海藻はエネルギーが少ないので、とくに充分にとりましょう。大豆や大豆製品も生活習慣病の改善によい成分が豊富です。

6 ● 栄養バランスのよい食事を 3食規則正しく食べる

食事のたびに、穀類だけでなく、肉や魚、卵、大豆製品などのたんぱく質源、そして野菜類をバランスよくとること、また、朝昼夕3度の食事を規則正しくとることは、万病予防、心身の老化予防の大原則。1食だけしか作らないヘルパーも、その人の食生活全体に気を配り、助言やサポート対策を考えることもたいせつです。（→20～21ページ）

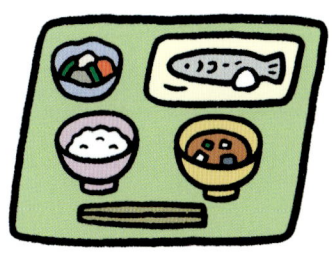

7 ● 血中コレステロール値の高い人は、卵や内臓系の食品のとりすぎに注意

コレステロールの摂取量を1日300mg以下に制限するように指導されている場合は、卵（魚卵を含む）、肉や魚の内臓、小魚、ウナギなどは控えめにしましょう。鶏卵1個には約230mgのコレステロールが含まれるので、1日に1/3～1/2個、あるいは2～3日に1個にするのが安心です。

この献立、どこがモンダイ？

「わぁ、豪華で彩りもよくておいしそう！」という声が聞こえてきそうな献立ですが、ちょっとモンダイが…。え？　どこにあるのでしょう。

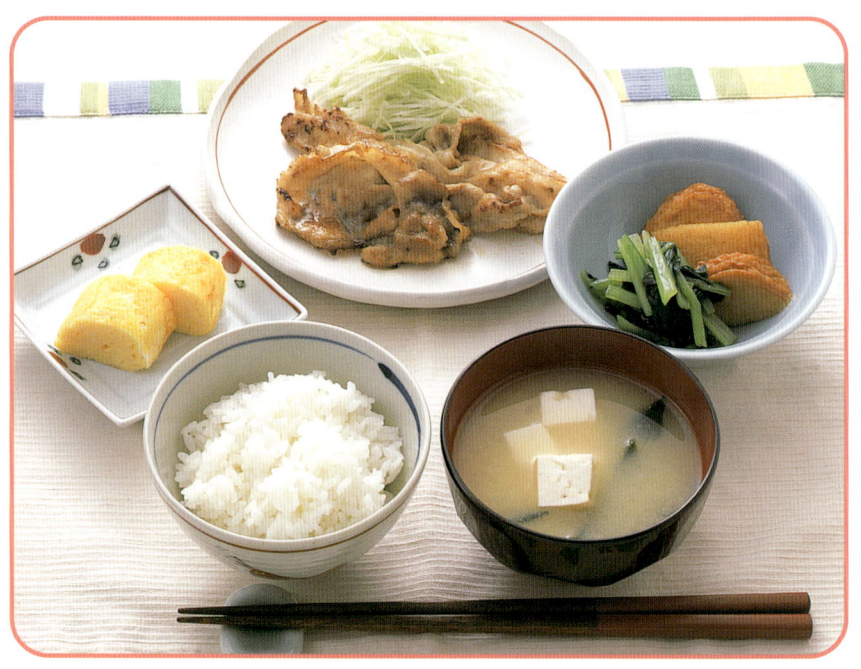

 献立　（　）は1人分のおもな材料

豚肉のしょうが焼き
（豚ロース肉60g、キャベツ30g）

卵焼き（卵1個）

さつま揚げと小松菜の煮物
（さつま揚げ30g、小松菜30g）

豆腐とわかめのみそ汁
（もめん豆腐30g、もどしたわかめ5g）

ごはん（110g）

献立の栄養価	高齢者の1食の摂取目安量
エネルギー 635kcal	（450〜550kcal）
たんぱく質 30.6g	（20g前後）
塩分 3.9g	（2g以内）

★この献立には、肉、卵、さつま揚げと、動物性食品が3つ、合計150g近く使われています。一方、野菜は1食に100gはとりたいのですが、この献立は合計60g、やや不足ぎみです。

★栄養価を見ると、塩分、たんぱく質、エネルギーともにかなりオーバーです。

★たまにはこれでもよいのですが、つねにこのような食事を習慣にしていると、糖尿病や高血圧や高脂血症を進行させ、動脈硬化を促進したり、腎臓に負担をかけたりすることが心配されます。

こうすると、ヘルシーに！

左の献立に比べると「なにか寂しい…」と感じる人もいるかもしれませんが、糖尿病や高血圧や高脂血症の予防や改善には、ふだんの食事はこれくらいがほどほどです。

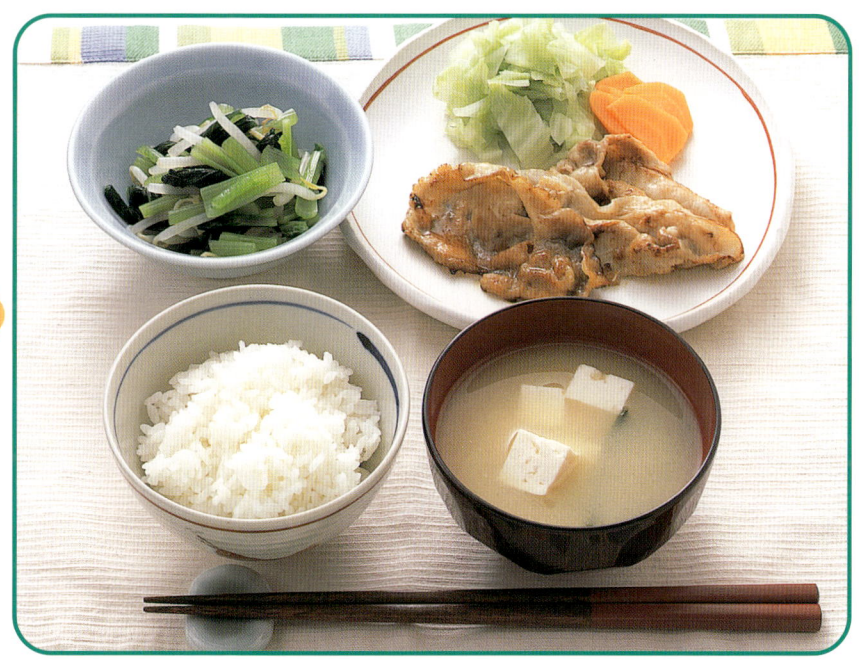

 ( ) は1人分のおもな材料

豚肉のしょうが焼き
(豚ロース肉60ｇ、キャベツ50ｇ、にんじん30ｇ)

小松菜ともやしのあえ物
(小松菜50ｇ　もやし30ｇ)

豆腐とわかめのみそ汁
(もめん豆腐30ｇ、もどしたわかめ5ｇ)

ごはん（110ｇ）

献立の栄養価	高齢者の1食の摂取目安量
エネルギー 508kcal	(450～550kcal)
たんぱく質 21.3g	(20g前後)
塩分 2.9g	(2g以内)

★こちらの献立では、動物性食品は60ｇにし、野菜は160ｇと、たっぷり増やしました。

★たんぱく質とエネルギーは高齢者の平均的な摂取目安量にほぼ沿い、塩分もだいぶ減りました。食物繊維やビタミン、ミネラルの量は増えました。

★毎日の食事の積み重ねが、糖尿病や高血圧、高脂血症を改善もすれば、進行もさせてしまうことになります。とかくその人の好む食材や料理を並べたくなりますが、つねに栄養バランスを考えての足し算や引き算を、忘れないようにしましょう。

ここがポイント

腎臓病（慢性腎不全）の人の食事

腎臓病の人では、低下した腎機能に負担をかけない食事対策が最も重要です。糖尿病や高血圧の場合の食事とは大きく異なる点があるので、よく注意してください。

＊病気の解説は109ページをごらんください。
＊ここにあげた食事ポイントは、慢性腎不全の人の場合です。腎臓病の種類や腎機能の状態、合併症などによって注意が異なることがあるので、医師や栄養士の指導をかならずよく聞いてください。

❶ ●たんぱく質をとりすぎないように注意を

腎機能が低下すると、たんぱく質が体内で代謝されて生じる老廃物がろ過されにくくなるため、たんぱく質の摂取量を制限しなくてはなりません。制限の程度は医師の指示に従います。むやみに減らすことは厳禁です。

★たんぱく質は肉や魚から穀類や野菜までほとんどの食品に含まれています。大事なのは、良質のたんぱく質源である肉や魚介、卵から優先してとるように努めることですが、とる量には充分な注意が必要です。

★そのためには、野菜や芋、大豆・大豆製品、牛乳・乳製品などのとり方も調節が必要になります。（→20〜21、42〜46ページ）

❷ ●エネルギーが不足しないようにしっかりとるくふうを

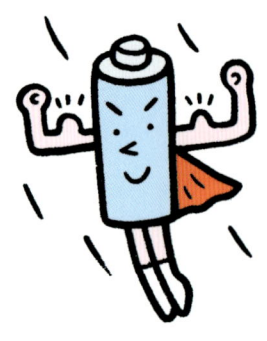

エネルギーが不足すると、体のたんぱく質が消費されて老廃物が生じ、体力も低下して、腎機能がさらに悪化してしまいます。そのため、たんぱく質をとりすぎないようにしながら、エネルギーは充分にとることが、大事なのです。

★穀類は代表的なエネルギー源ですが、たんぱく質も多い点に注意が必要です。食事療法用として、特殊加工した「低たんぱく穀類」（ごはん、めん、パンなど）をはじめ、さまざまな特殊食品も販売されています。

★そうした食品を使っていない人の場合は、でんぷん製品（はるさめ、くずきりなど）や油脂、砂糖などの、たんぱく質の少ないエネルギー源をうまくとり入れるように努めます。（→44〜46ページ）

③ ●塩分はできるだけ控える

塩分のとりすぎも、腎臓に負担をかけます。1日に6gまでをなるべく守るようにしましょう。ただし、減塩したために食事量が落ちるとエネルギー不足になってしまうので、状況に応じて対応しましょう。

（→9～13、40～41、72ページ）

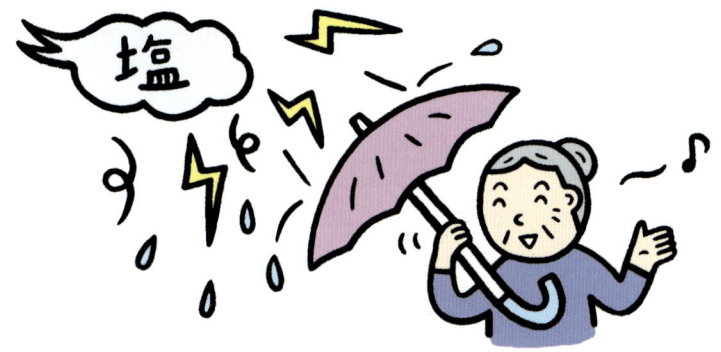

④ ●カリウムをとりすぎないように気をつけて

腎機能が低下すると、カリウムの排泄も滞りやすくなり、心臓麻痺などを起こす要因につながります。薬の影響で血中カリウム濃度が上がる場合もあるので、気をつけましょう。

★カリウムは、肉や魚介などのたんぱく質の多い食品を制限すると、おのずと減りますが、野菜、芋、海藻、くだものなどにも多いので、それらをとりすぎないようにします。

★カリウムは水溶性なので、水にさらす、ゆでこぼす、などの方法もとり入れましょう。（→87ページ）

⑤ ●水分は病態によっては制限が必要

水分は、むくみのある場合や透析療法を受けている場合は、制限をします。また、心臓の機能障害がある場合は制限が必要となります。水分の適正量にコントロールするには食塩量の制限を正しく守ることが重要になります。

★コーヒーはお茶に比べてカリウムが多いので、1日に1杯程度に。お茶も濃いものは控えめにしましょう。くだものや野菜のジュース、ココアはたんぱく質もカリウムも多いので、要注意です。

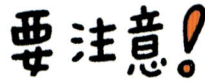
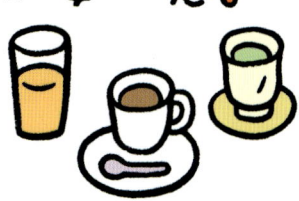

1食&1日にとりたい食品はこれくらい

右の表は、「糖尿病や高血圧、高脂血症の人」と「腎臓病の人」が1日にとりたい食品の目安量を、4つの食品群で示したものです。それをもとに、1回の食事でどんな食品をどれくらい使ったらよいかの目安を、下に示しました。食事の量は、その人の病状や年齢、性、体格などによって個人差がありますが、食品のバランスをつかむ物差しとしてください。

＊腎臓病の人の食品選択については42〜46、87ページも参照してください。

● 1食だけあずかるヘルパーの役割は

ホームヘルパーが在宅高齢者の食事作りをする場合、1日3食のうちの1食、ということが多いものです。しかし、健康管理で最も大事なのは、毎日の食事全体のバランス。日々の食事の様子をふまえて、1食の内容を考えるのが、望ましいあり方といえるでしょう。たとえば、朝食にいつも卵を食べているなら昼食や夕食では卵は除く、野菜が不足ぎみなら増やすくふうをする、食事の量も他の2食とのバランスで調節する、といった配慮をしたいものです。腎臓病の人の場合は、特に1日全体でのたんぱく質やエネルギーの摂取量の管理が、重要になります。

ホームヘルパーのできること、すべきことには限度がありますが、本人や家族、医療や介護の関係者と相談しながら、よりよい食事のケアを考えていきましょう。

.... **1回の食事の目安量** ....

糖尿病・高血圧・高脂血症の人

魚または肉
1切れ（50〜70g）
＊または卵1個

野菜・海藻類
切ったものを両手に1杯
（100〜150g）
＊うち1/3は緑黄色野菜（86ページ参照）を使い、きのこや海藻もなるべくとり入れましょう。

ごはん
茶わんに軽く1杯
（80〜120g）

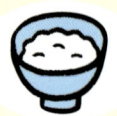

◆様子を見てときどき組み入れたいもの
芋…2〜3切れ
豆腐などの大豆製品…30〜50g
くだもの…50〜100g
牛乳…1/2〜1カップ

腎臓病（慢性腎不全）の人

魚または肉
小1切れ（30〜50g）
＊または卵1/2〜1個

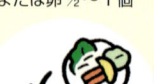

野菜・海藻類
切ったものを両手に軽く1杯
（80〜100g）
＊野菜類のとり方は87ページを参照してください。

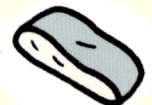

ごはん
茶わんに多めに1杯
または1杯半
（160〜200g）

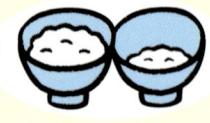

◆様子を見てときどき組み入れたいもの
芋…2〜3切れ
豆腐などの大豆製品…20〜30g
くだもの（生または缶詰め）…50g
牛乳…1/3〜1/2カップ

糖尿病・高血圧・高脂血症の人
1日にとりたい食品の目安量

この目安量は、生活習慣病ではない高齢者にとっても、予防のために指標としたいものです。医師や栄養士の指導がある場合はそれに従ってください。

70歳以上の活動量の低い高齢者向け
摂取エネルギー量は1350～1600kcal

第一群　栄養を完全にする食品

 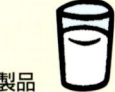

卵
鶏卵 ½個

牛乳・乳製品
牛乳やヨーグルト 1～2カップ

第二群　血や肉を作る食品

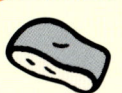 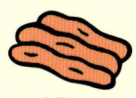

魚介類
切り身魚 1切れ
(60～80g)

肉類
薄切り肉 2～3枚
(60～80g)

大豆・大豆製品
豆腐や納豆 120g
(豆腐¼丁と納豆ミニパック1個)

第三群　体の調子をととのえる食品

野菜　緑黄色野菜 100～150g
　　　淡色野菜 200～250g
　　　（きのこや海藻も含めて）

芋
じゃが芋 小1個（100g）

くだもの
オレンジ1個

第四群　力や体温となる食品

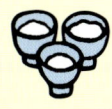

穀物
ごはん茶わんに軽く3杯
(300～350g)

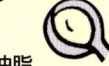 

油脂
油 大さじ1前後

砂糖
砂糖 大さじ1～2

＊第一～三群の食品はなるべく不足しないようにまんべんなくとり、第四群の食品は、その人に合ったエネルギー量に合わせて調節します。

腎臓病（慢性腎不全）の人
1日にとりたい食品の目安量

下に示したのは、「1日にたんぱく質40～50g、エネルギー1600kcal」の摂取を指示された場合の目安量です。栄養素の制限量は病状により異なるので、医師や栄養士の指導をよく聞いてください。

たんぱく質40～50g
エネルギー1600kcalの場合

第一群　栄養を完全にする食品

 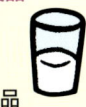

卵
鶏卵 ½～1個

牛乳・乳製品
牛乳やヨーグルト ½カップ

第二群　血や肉を作る食品

魚介類
切り身魚小1切れ
(30～50g)

肉類
薄切り肉2枚（30～50g）

大豆・大豆製品
豆腐 30～50g

第三群　体の調子をととのえる食品

野菜　緑黄色野菜 80～100g
　　　淡色野菜 160～200g
　　　（きのこや海藻も含めて）

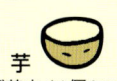

芋
じゃが芋小 ½個（50g）

くだもの
オレンジ ½個
(50～100g)

第四群　力や体温となる食品

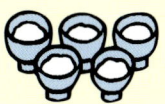

穀物
ごはん茶わんに 4～5杯
(500～600g)

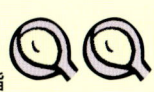

油脂
油 大さじ1½～2

砂糖
砂糖 大さじ2～2½

＊第一～三群の食品はなるべく不足しないようにまんべんなくとり、第四群の食品は、その人に合ったエネルギー量に合わせて調節します。低たんぱく穀類などの食事療法用特殊食品（45ページ）を使うと、第一～三群の食品の量を若干増やすことができます。

この本を有効に活用していただくために

●この本の料理は、次のような生活習慣病で食事制限を必要とする人に合うように考えてあります。

　＊糖尿病や高血圧、高脂血症の人向け（エネルギーや塩分の制限を必要とする人）
　　健康な高齢者の生活習慣病予防食としても、ご活用ください。

　＊腎臓病の人向け（たんぱく質、塩分、カリウムの制限を必要とする人）

　献立などの材料表には、両者それぞれ向きの分量が記してあります。腎臓病向けの料理は「腎臓病の場合　ここを変えて」も参考にしてください。

●料理は、身近な材料で手軽に作れるものばかりです。材料の分量は1人分を基本としています。

●調味料の小さじは5ml、大さじは15ml、ミニは1ml、カツは200mlの計量用カップスプーンです（9ページ参照）。よく使う調味料類の塩分（食塩相当量）やエネルギーは10～13ページをごらんください。

●どの献立や料理も、1人あたりの「エネルギー」「たんぱく質」「塩分」「カリウム」量の表示つきです。詳しい成分値は116～119ページをごらんください。

●そのほか、ひと目でわかる情報がいろいろ。ぜひ、ご活用ください。

コツ…！	塩分やエネルギーセーブ、食べやすさなどのコツを紹介。
献立ヒント	主菜やおかず兼主食の一品料理には、この本で紹介する副菜の組み合わせヒントをつけました。
応用	使う材料の応用ヒントも紹介。

かんたんにできる
糖尿病・高血圧・高脂血症&
腎臓病の人のための
安心メニュー

塩分やエネルギーを控える、たんぱく質やカリウムを減らす……
なんとなくむずかしそうな食事療法も、コツをおさえればだれでもできます。
そのテクニックを覚えましょう。

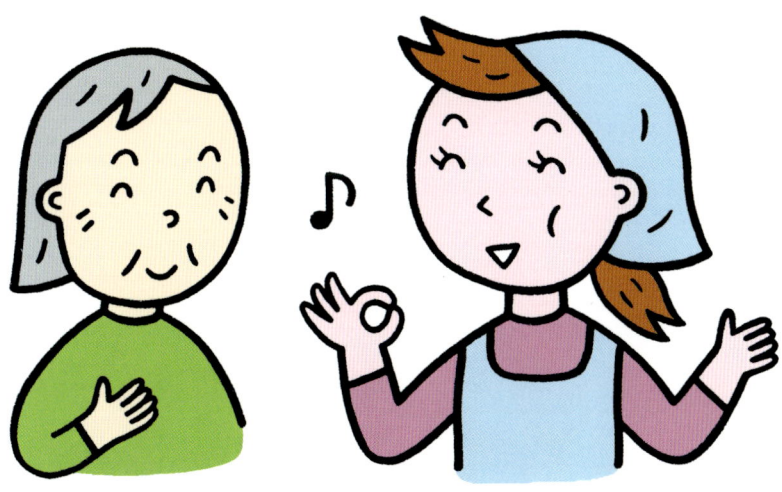

紹介する献立は、おおむね以下のような栄養価で整えてあります。

●糖尿病や高血圧、
　高脂血症の人向け
　（エネルギーや塩分の制限を必要とする人）
　400〜450kcal
　たんぱく質20g前後
　塩分2g前後
　コレステロール100mg以内

●腎臓病の人向け
　（たんぱく質、塩分、カリウムの制限を必要とする人）
　500kcal以上
　たんぱく質15g前後
　塩分2g前後
　カリウム550mg前後

＊腎臓病用献立の穀物は、普通の穀物を使用しています。低たんぱく穀物（45ページ）を使用中なら、それに変えてください。

＊どの献立も、エネルギー量は必要に応じて穀物や油の量で調節を。
＊食事量は、医師や栄養士の指導に合わせて調整してください。

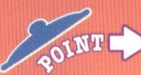 **表面にだけ味をからめて低塩仕立てに**

カジキのなべ照り焼きの献立

カジキのなべ照り焼き　小松菜のからしあえ　根菜汁　ごはん

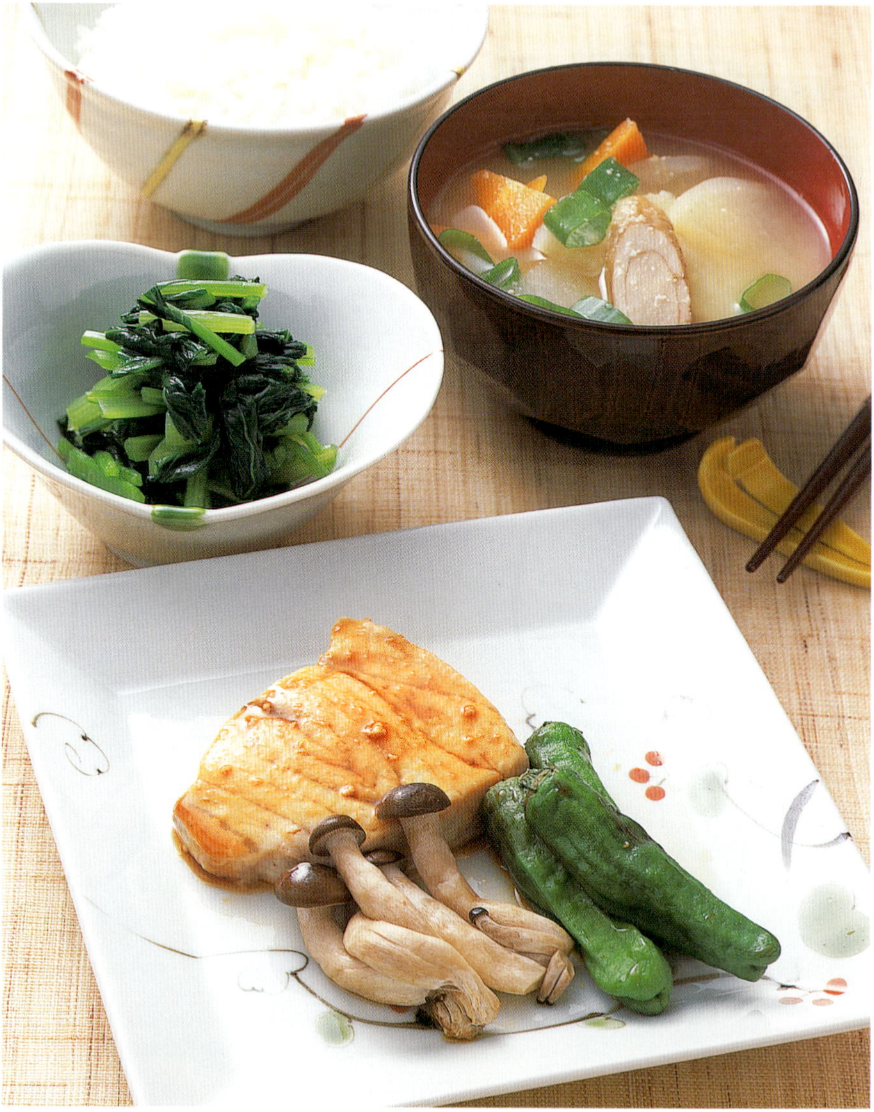

糖尿病　高血圧　高脂血症　**407**kcal　たんぱく質 **19.6g**　塩分 **2.6g**　カリウム **857mg**（ごはん110g）

コツ…!　塩分セーブ

魚の下味は酒のみで。
下味のしょうゆは省いて減塩。味つけは表面に集中させて使います。

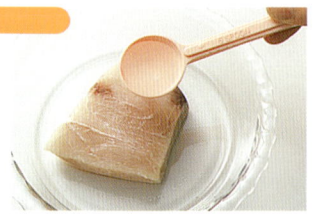

【材料】1人分	糖尿病・高血圧・高脂血症	腎臓病
カジキのなべ照り焼き		
カジキ	1切れ(70g)	40g
酒	小さじ1	←左に同じ
ししとうがらし	3本	2本
しめじ	4〜5本	2本
油	小さじ1	←左に同じ
しょうゆ・みりん	各小さじ1	各小さじ1/2
小松菜のからしあえ		小松菜とはるさめのからしマヨネーズあえ
小松菜	50g	30g
		はるさめ(乾) 10g
a しょうゆ	小さじ1/2	a マヨネーズ小さじ2
a だし	小さじ1	a 練りがらし少量
a 練りがらし	少量	
根菜汁		
大根・じゃが芋	各30g	各20g
にんじん・ごぼう	各10g	ごぼうは省く
青ねぎ	5g	←左に同じ
だし	3/4カップ	←
a 塩	0.8g(ミニ2/3)	←
a しょうゆ		少量
		油小さじ1
ごはん	110g	160g

カジキのなべ照り焼き
❶カジキは酒をふって5分ほどおく。
❷ししとうは切り目を入れる。
❸フライパンに油少量を熱してししとうとしめじをさっといため、とり出す。残りの油を熱して魚の両面を焼き、火が通ったら、しょうゆとみりんをかけてからめる。
❹器に魚を盛り、ししとうとしめじを添える。

小松菜のからしあえ
❶小松菜は沸騰湯でゆでて水にとり、絞って2〜3cm長さに切る。
❷aを合わせて、小松菜をあえる。
【腎臓病の場合】
小松菜とはるさめのからしマヨネーズあえ
はるさめはゆでてもどし、水にとり、水けをきって食べやすい長さに切る。ゆでた小松菜とともにaのからしマヨネーズであえる。

根菜汁
❶大根、じゃが芋、にんじんは5mm厚さのいちょう切り、ごぼうは斜め薄切りにする。ねぎは小口切りにする。
❷だしにねぎ以外の野菜を入れてやわらかく煮、aで調味し、ねぎを加えてひと煮する。
【腎臓病の場合】
材料は下ゆでし、油でいためてから②と同様に煮る。

●あえ物にエネルギー源のはるさめを
たんぱく質を制限するときに大事なのはエネルギー補給。はるさめは約10gで35kcal。低たんぱく、低カリウムなので、あえ物や汁物に重宝です。

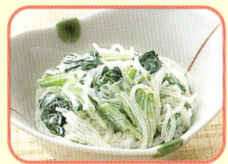

腎臓病の場合 ここを変えて

ごはん…160gに。

根菜汁…具を減らし、油でいためて煮ます。

あえ物…小松菜はカリウムが多いので30gにし、はるさめとマヨネーズでエネルギーを増やします。
(右の写真参照)

カジキのなべ照り焼き…魚も野菜も減らし、調味料は半分に。

543Kcal たんぱく質14.0g 塩分1.8g カリウム529mg

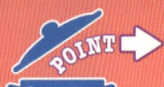
油で揚げないので低エネルギーで手軽

ソフト酢豚の献立

ソフト酢豚　きゅうりとところてんの辛味あえ　豆腐とわかめのスープ　ごはん

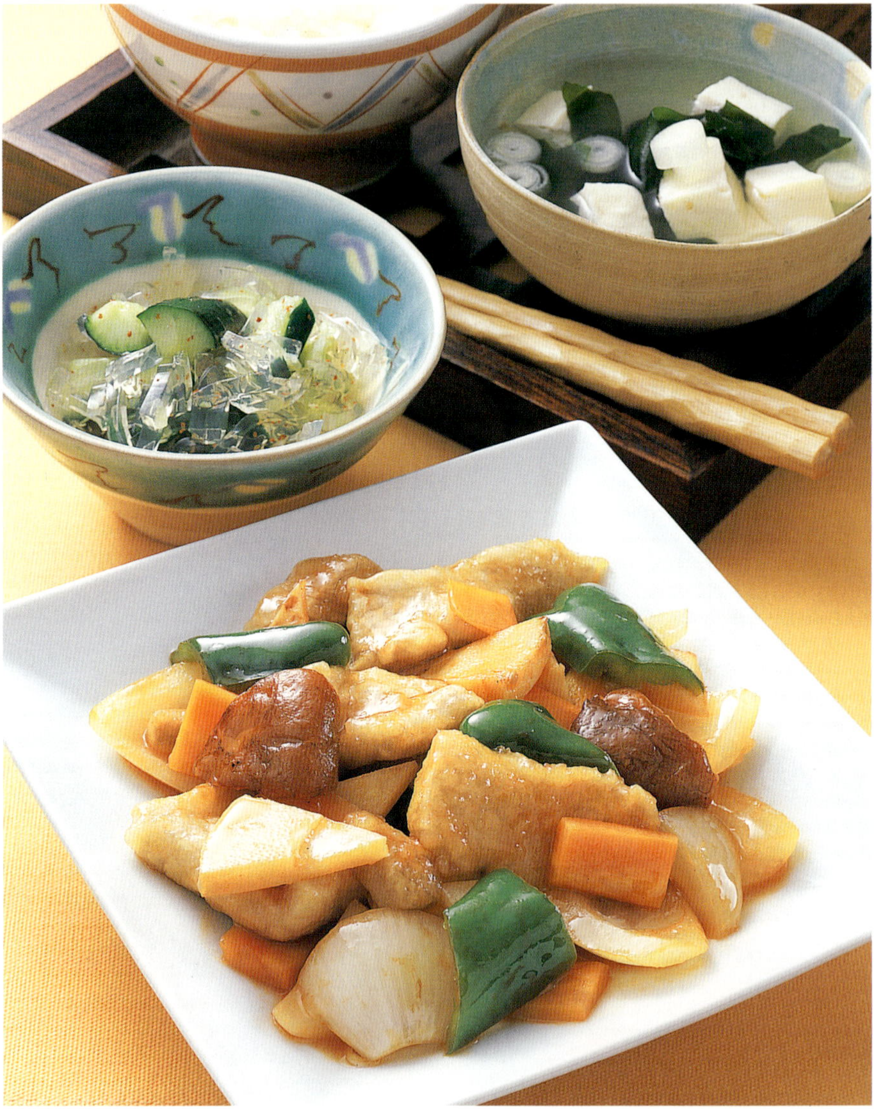

[糖尿病] [高血圧] [高脂血症]　417kcal　たんぱく質17.9g　塩分2.8g　カリウム633mg （ごはん110g）

コツ…！　エネルギーセーブ＆食べやすさ

肉は薄切りにかたくり粉をまぶしてゆでて。
こうすると、角切り肉を油で揚げて作る通常の酢豚より肉がソフトでかみやすく、エネルギーも減らせます。

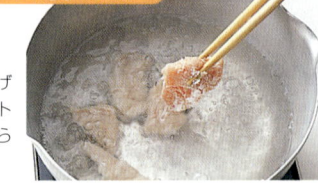

ソフト酢豚

❶豚肉は一口大に切り、aをからめて5分ほどおく。
❷玉ねぎはくし形切り、竹の子とにんじんは5mm厚さに小さく切る。ピーマンとしいたけは一口大に切る。
❸熱湯でにんじんとピーマンを下ゆでしてとり出す。次に、豚肉にかたくり粉をまぶして入れてゆで、とり出す。
❹bとcをそれぞれ合わせておく。
❺フライパンに油を熱して玉ねぎと竹の子をよくいため、しいたけと❸のゆでた野菜と肉も加えていため、bを加えて混ぜる。煮立ったら、cを加えて手早く混ぜてとろみをつける。

きゅうりとところてんの辛味あえ

❶きゅうりはびんなどで軽くたたいて小さめの一口大に切る。ところてんは洗って4〜5cmに切る。
❷❶を塩とみりんであえ、器に盛り、七味をふる。

【腎臓病の場合】
きゅうりとくずきりの辛味あえ
ところてんのかわりにくずきりをゆでて使う。

豆腐とわかめのスープ

湯にブイヨンをとかして煮立て、一口大に切った豆腐とわかめ、ねぎを加えてひと煮する。

【材料】1人分	糖尿病・高血圧・高脂血症	腎臓病
ソフト酢豚		
豚もも薄切り肉	50g	30g
a しょうゆ・しょうが汁	各少量	←左に同じ
かたくり粉	小さじ1	←
玉ねぎ	40g	←
ゆで竹の子・にんじん	各20g	にんじん10g・竹の子を省く
ピーマン	1/2個	←左に同じ
生しいたけ	1枚	←
油	小さじ1	小さじ2
b トマトケチャップ	小さじ2	←左に同じ
酢・砂糖	各小さじ1	←
しょうゆ	小さじ1弱	←
湯またはブイヨン	1/4カップ	←
c かたくり粉	小さじ1/2＋水小さじ1	←
きゅうりとところてんの辛味あえ		きゅうりとくずきりの辛味あえ
きゅうり	1/2本	←左に同じ
ところてん	20g	くずきり(乾)5g
塩	0.6g(ミニ1/2)	←左に同じ
みりん	小さじ1	←
七味とうがらし	少量	←
豆腐とわかめのスープ		
絹ごし豆腐	30g	15g
わかめ	もどして5g	←左に同じ
ねぎの小口切り	少量	←
湯	3/4カップ	1/2カップ
固形ブイヨン	2g	1g
ごはん	110g	160g

510Kcal たんぱく質13.5g 塩分2.3g カリウム535mg

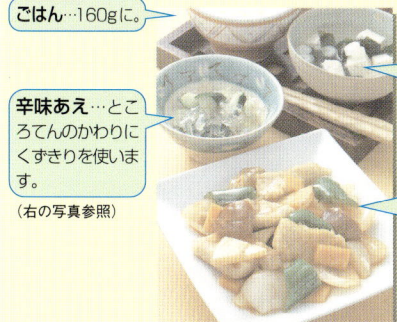

腎臓病の場合 ここを変えて
- ごはん…160gに。
- 辛味あえ…ところてんのかわりにくずきりを使います。(右の写真参照)
- スープ…豆腐を15gに減らし、汁は1/2カップに。
- ソフト酢豚…肉を30gに減らし、竹の子は省き、いためる油を小さじ2に。

● **でんぷん製品のくずきりを活用**
くずきりははるさめ同様低たんぱく・低カリウムで、よいエネルギー源です。あえ物、汁物、いため物などに活用を。

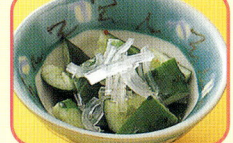

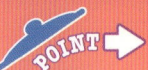 **栄養豊富な牛乳であっさり味のシチュー**

チキンクリームシチューの献立

チキンクリームシチュー　もやしとピーマンのお浸し　ごはん　オレンジ

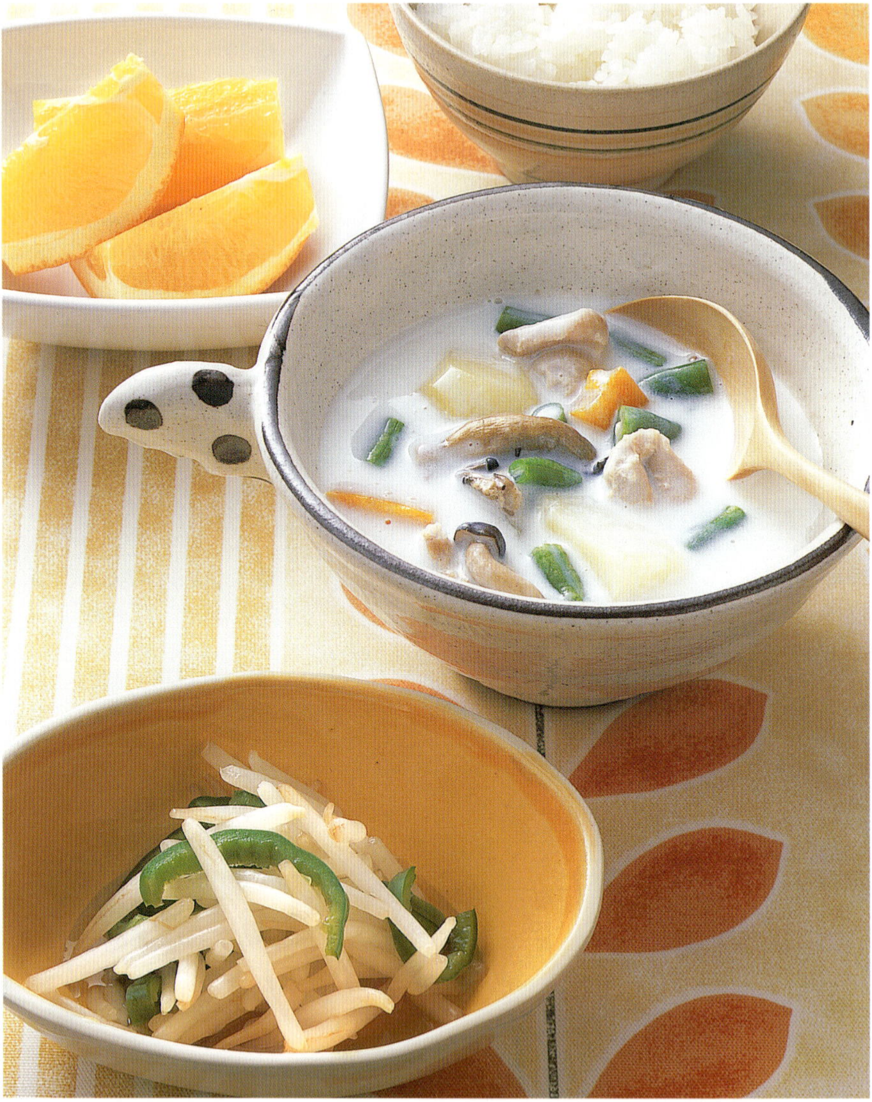

|糖尿病|高血圧|高脂血症| **480kcal**　たんぱく質**22.8g**　塩分**2.3g**　カリウム**1018mg**
（ごはん110g・オレンジ½個）

コツ…!　エネルギーセーブ

**とろみづけは
水どきかたくり粉で。**

市販のルーは油が多く、高エネルギー。かたくり粉でとろみをつければ低エネルギーであっさりした仕上がりに。

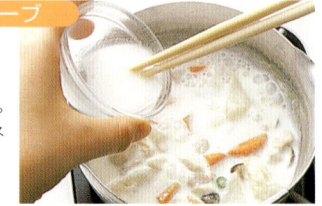

【材料】1人分	糖尿病・高血圧・高脂血症	腎臓病
チキンクリームシチュー		
鶏もも皮なし肉	60g	鶏もも皮つき肉40g
塩・こしょう	各少量	←左に同じ
じゃが芋	小1/2個	小1/3個(30g)
にんじん	20g	←左に同じ
さやいんげん	2本	←
しめじ	3〜4本	1本
		油…小さじ1
a 水	1/4カップ	1/2カップ
固形ブイヨン	1g	1g
牛乳	3/4カップ	1/3カップ
塩	0.8g(ミニ2/3)	0.6g(ミニ1/2)
こしょう	少量	←左に同じ
かたくり粉	小さじ1+水小さじ2	←
もやしとピーマンのお浸し		
もやし	40g	←左に同じ
ピーマン	1/3個	←
a しょうゆ・みりん	各小さじ1/2	←
だし	小さじ1	←
		ごま油小さじ1/2
ごはん	110g	160g
オレンジ	1/2個	みかんの缶詰め50g

チキンクリームシチュー
❶鶏肉は一口大に切り、塩、こしょうをふる。
❷じゃが芋は一口大に切って洗い、にんじんは小さめの一口大に切る。さやいんげんは1〜2cm長さに切る。
❸なべにaを入れ、①②としめじを加え、材料がやわらかくなるまで煮、塩とこしょうで調味する。かたくり粉の水どきでとろみをつける。

もやしとピーマンのお浸し
❶もやしはできればひげ根を除き、ピーマンはせん切りにする。
❷①をさっとゆで、湯をよくきり、熱いうちにaであえる。

【腎臓病の場合】
aにごま油を加えてあえる。

腎臓病の場合 ここを変えて

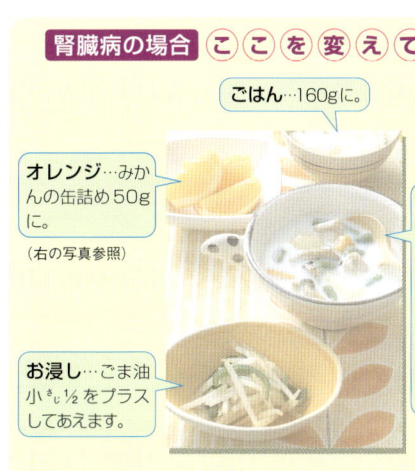

ごはん…160gに。

オレンジ…みかんの缶詰め50gに。
(右の写真参照)

シチュー…鶏もも肉は皮つきで40gにし、じゃが芋としめじは少し減らします。材料は油でいためてから煮ますが、牛乳は減らして水を増やします。

お浸し…ごま油小さじ1/2をプラスしてあえます。

527kcal たんぱく質14.9g 塩分1.9g カリウム538mg

●くだものは缶詰めでカリウム減
生のくだものはカリウムが多いので、とり方は慎重に。缶詰めはカリウムが比較的少なく、エネルギー補給にも役立ちます。ただし、とりすぎには注意を。

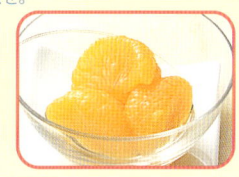

POINT → おろし大根の風味で味わう、うす味煮魚

キンメダイのおろし煮の献立

キンメダイのおろし煮　竹の子とグリーンアスパラガスのサラダ　もずくと豆腐の汁物　ごはん

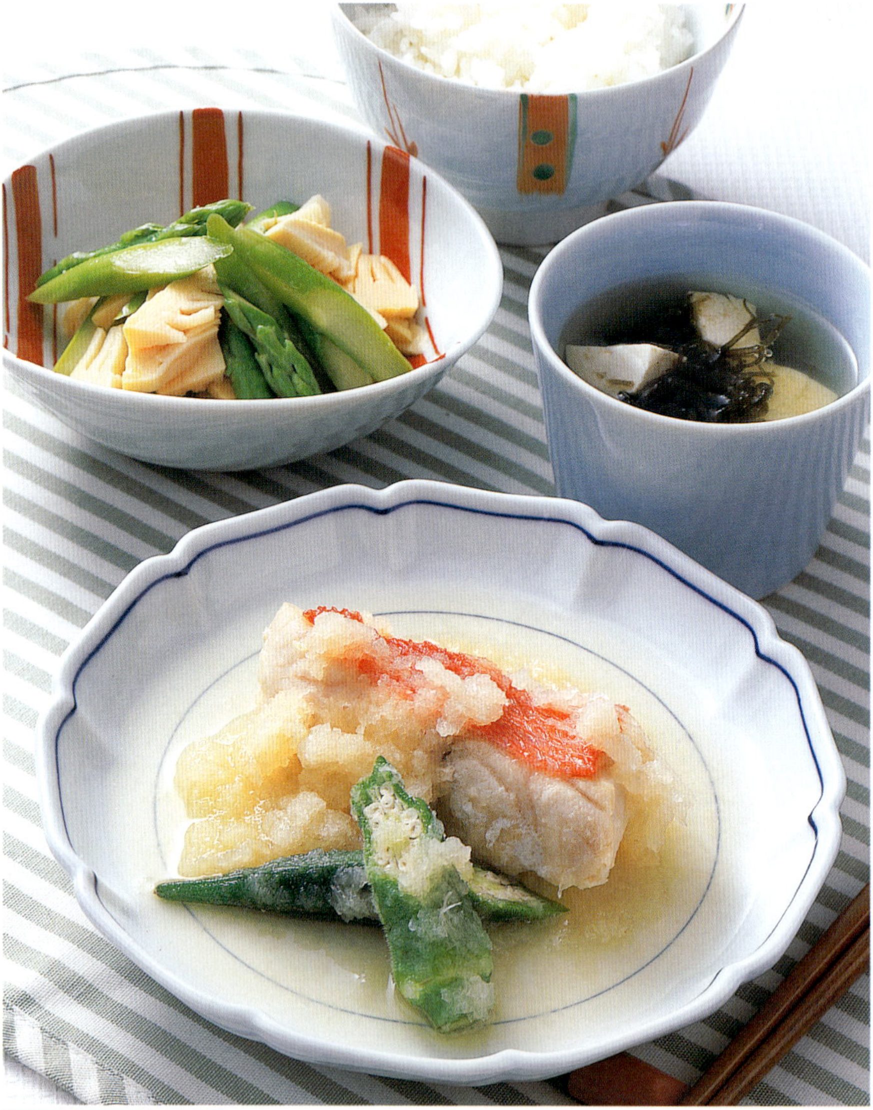

糖尿病　高血圧　高脂血症　397kcal　たんぱく質 20.1g　塩分 2.4g　カリウム 714mg　（ごはん110g）

コツ…！　塩分セーブ

煮上がりにおろし大根を。
おろし大根が煮汁を吸って魚によくからまり、さわやかな辛味も加わってうす味でも風味よい一品に。

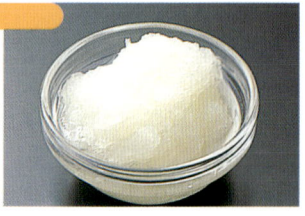

キンメダイのおろし煮

【材料】1人分		糖尿病・高血圧・高脂血症	腎臓病
キンメダイ		1切れ(70g)	40g
酒		小さじ1	小さじ2/3
			かたくり粉・揚げ油各適量
a	しょうゆ	小さじ1強	小さじ1弱
	みりん・酒	各小さじ1	各小さじ2/3
	水またはだし	大さじ2	←左に同じ
おろし大根		40g(約1/4ヵ)	20g
オクラ		1本	←左に同じ

竹の子とグリーンアスパラガスのサラダ

ゆで竹の子		30g	20g
グリーンアスパラガス		大1本	小1本
a	しょうゆ	小さじ2/3	小さじ1/2
	酢	小さじ1	小さじ2/3
	油	小さじ1/2	←左に同じ

もずくと豆腐の汁物

もずく(塩抜きしたもの)	30g	←左に同じ
絹ごし豆腐	20g	10g
だし	1/2ヵ	←左に同じ
塩	0.4g(ミニ=1/3)	←
しょうゆ	少量	←
ごはん	110g	160g
		レモネード(下記参照)

キンメダイのおろし煮

❶魚は酒をふって5～6分おく。
❷オクラはゆでて半分に切る。
❸なべにaを入れて煮立て、魚を皮を上にして入れ、紙ぶたをして中火で10分煮る。
❹おろし大根とオクラを加えてひと煮する。

【腎臓病の場合】
魚は40gを薄いそぎ切りにして酒をふり、かたくり粉をまぶして油で揚げる。aでさっと煮、おろし大根とオクラを加えてひと煮する。

竹の子とグリーンアスパラガスのサラダ

❶竹の子は縦薄切りにする。アスパラガスは根元の皮を除き、ゆでて水で冷やし、斜め薄切りにする。
❷aで①をあえる。

もずくと豆腐の汁物

❶もずくはさっと洗って水けをよくきる。
❷だしを煮立てて①とさいの目に切った豆腐を入れ、塩としょうゆで調味する。

腎臓病の場合 ここを変えて

ごはん…160gに。
サラダ…竹の子もアスパラガスも少し減らし、その分調味料も減らします。
汁物…豆腐を10gに。
おろし煮…魚は40gに減らし、かたくり粉をまぶして油で揚げて煮ます。調味料もおろし大根も少し減らします。
(右の写真参照)

＊レモネードをプラス…エネルギー補給に、はちみつ大さじ1、レモン汁小さじ1を湯1/2ヵでといた飲み物を。(71ページ参照)

517kcal　たんぱく質14.5g　塩分1.9g　カリウム480mg

●魚は揚げて煮てボリュームアップ

少量の魚も、薄切りをから揚げにして油で揚げるとボリュームが加わり、エネルギーも増やせます。まぶす粉は小麦粉より低たんぱくのかたくり粉で。

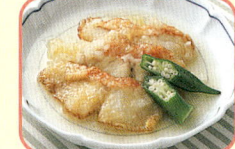

動脈硬化予防によい豆腐を主役に

豆腐お焼き甘酢あんの献立

豆腐お焼き甘酢あん　かぶとセロリの梅肉あえ　さつま芋茶きん　ごはん

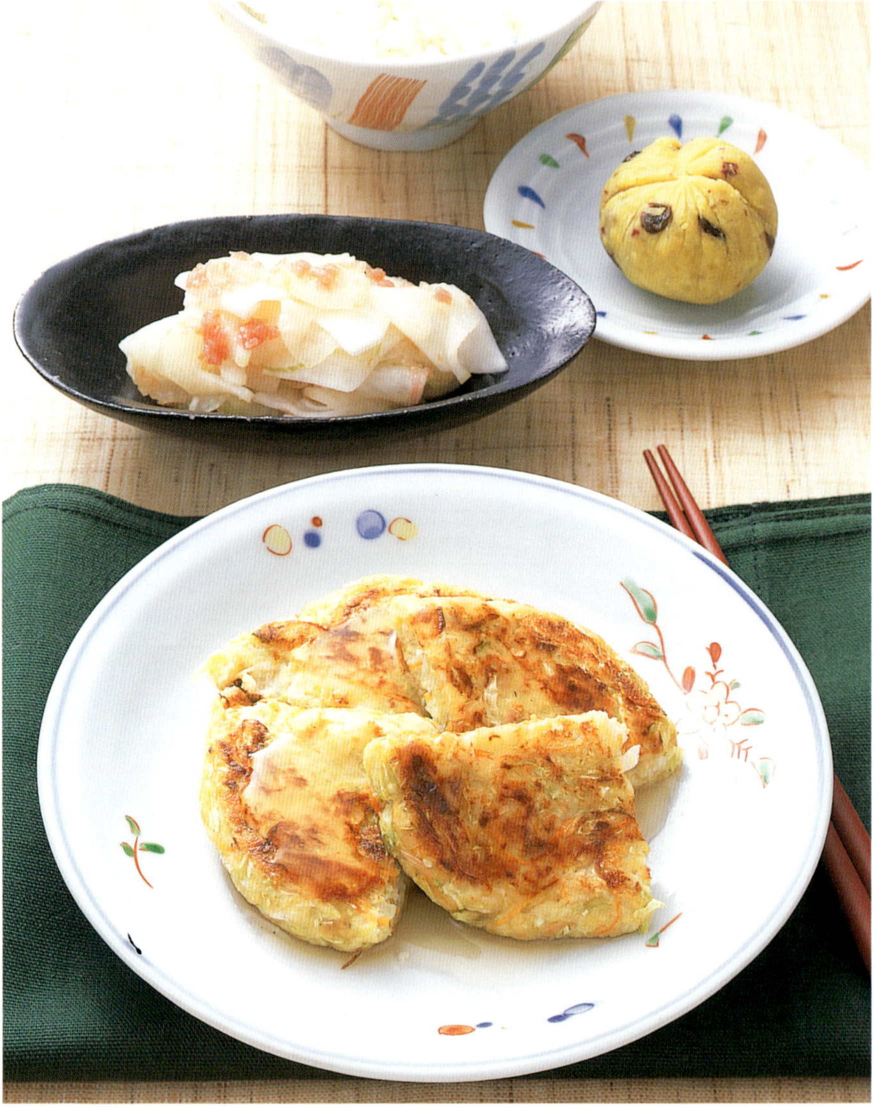

|糖尿病| |高血圧| |高脂血症|　466kcal　たんぱく質 14.0g　塩分 1.7g　カリウム 824mg（ごはん110g）

コツ…！　エネルギーセーブ

ツナはノンオイル製品を選んで
水煮やスープ煮のツナのエネルギーは油漬けツナの約1/3です。エネルギーを増やしたい腎臓病の場合は油漬けツナを使って。

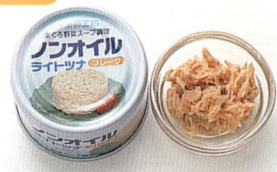

【材料】1人分		糖尿病・高血圧・高脂血症	腎臓病
豆腐お焼き甘酢あん			
もめん豆腐		80g	50g
ツナ（ノンオイル缶詰め）		20g	ツナ（油漬け缶詰め）20g
キャベツ		20g	←左に同じ
にんじん・ねぎ		各10g	←
塩		0.5g(ミニ½弱)	塩は省く
小麦粉		大さじ1	←左に同じ
油		小さじ½	小さじ1
a	だし	大さじ3	←左に同じ
	しょうゆ・砂糖	各小さじ⅔	←
	酢	小さじ½弱	←
	かたくり粉	小さじ⅓	←
かぶとセロリの梅肉あえ			かぶの梅肉あえ
かぶ		小½個(30g)	←左に同じ
セロリ		40g	セロリは省く
a	梅干しの果肉	小さじ½(3g)	小さじ⅓(2g)
	みりん	小さじ1	←左に同じ
	ごま油	少量	←
さつま芋茶きん			
さつま芋		50g	40g
砂糖		小さじ½	小さじ1
みりん		小さじ1	←左に同じ
レーズン		5～6粒	←
ごはん		110g	160g

豆腐お焼き甘酢あん

❶豆腐はペーパータオルに包み、15分ほどおいて水きりする。
❷キャベツとにんじんは短いせん切りに、ねぎは斜め薄切りにし、合わせて塩をまぶしておく。
❸豆腐をくずしてボールに入れ、水けを絞った②とツナ、小麦粉を加えて混ぜる。
❹フライパンに油を熱し、③を入れて平らな円形にならし、弱めの中火で両面を色よく焼く。
❺小なべにaを合わせてよく混ぜながら煮立てて、甘酢あんを作る。
❻④を食べやすい大きさに切って器に盛り、甘酢あんをかける。

【腎臓病の場合】
野菜はゆでて水けを絞り、カリウムを減らして使う。

かぶとセロリの梅肉あえ

❶かぶは薄い半月切りに、セロリは筋を除いて斜め薄切りにする。
❷aを合わせて①をあえる。

【腎臓病の場合】
かぶの梅肉あえ
かぶのみを使う。

さつま芋茶きん

❶さつま芋は皮をむいて一口大に切り、水にさらしたのち、やわらかくゆでる。
❷湯をきって熱いうちにフォークでつぶし、砂糖、みりん、レーズンを混ぜる。
❸ラップにのせて茶きん形に絞る。

腎臓病の場合 ここを変えて

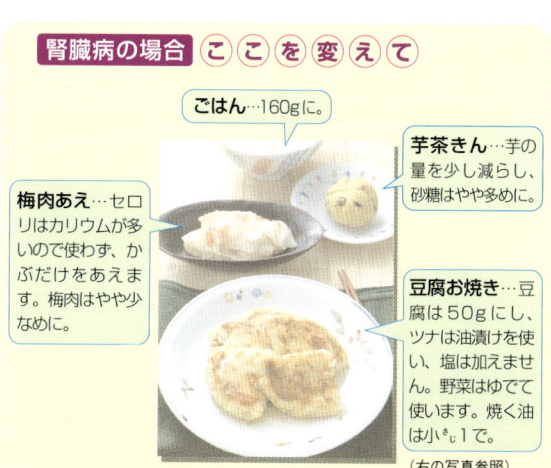

ごはん…160gに。
芋茶きん…芋の量を少し減らし、砂糖はやや多めに。
梅肉あえ…セロリはカリウムが多いので使わず、かぶだけをあえます。梅肉はやや少なめに。
豆腐お焼き…豆腐は50gにし、ツナは油漬けを使い、塩は加えません。野菜はゆでて使います。焼く油は小さじ1で。
（右の写真参照）

571kcal　たんぱく質13.0g　塩分1.2g　カリウム557mg

● お焼きは油でエネルギーを高めて

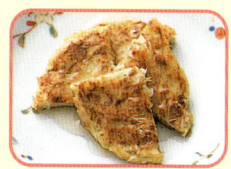

エネルギー補給のため、ツナは油漬けを使い、焼く油も増やします。コクのある味の一品に。

POINT ➡ 1個の卵を野菜やきのこで増量

五目オムレツの献立

五目オムレツ　さやいんげんのすりごま煮　白菜とわかめの酢みそあえ　ごはん

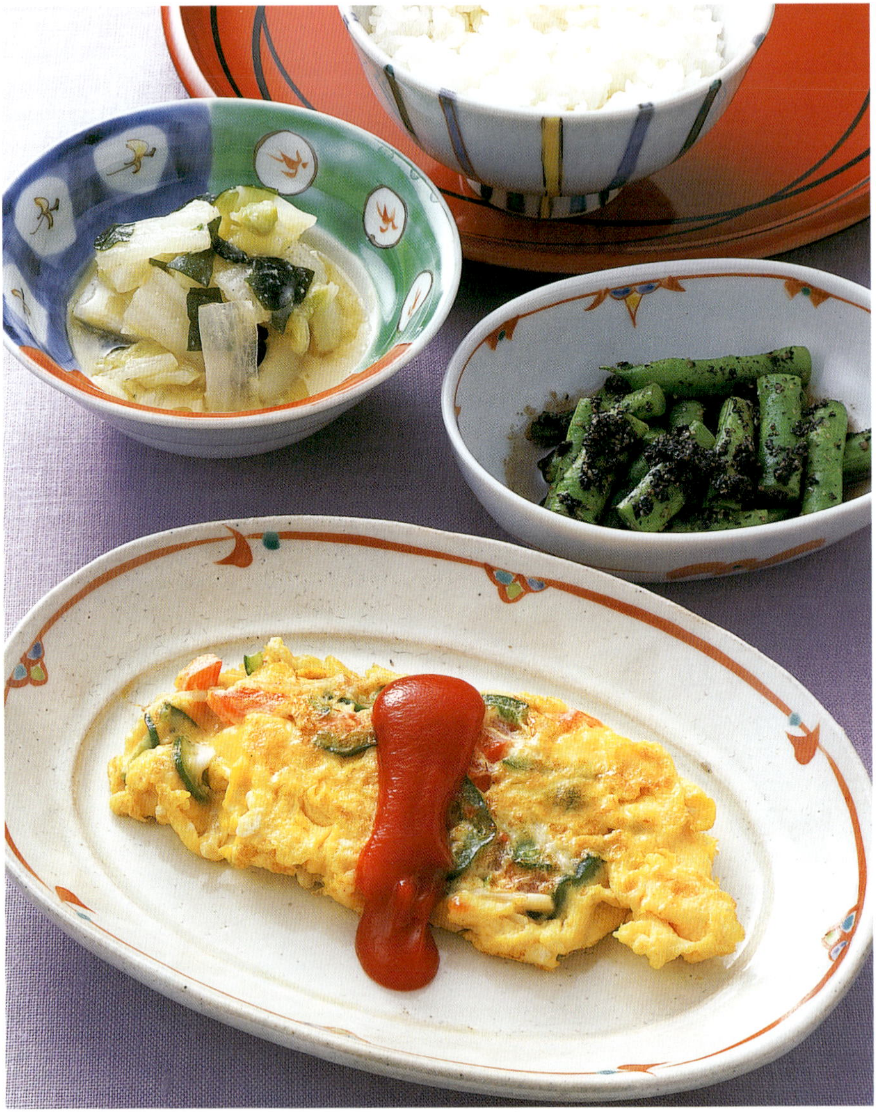

|糖尿病| |高血圧| |高脂血症|　434kcal　たんぱく質 17.0g　塩分 2.1g　カリウム 529mg　（ごはん110g）

コツ…!　エネルギーセーブ

具の野菜は、卵の量より多めを目安に。

卵1個でも、野菜がいろいろ入ると充実の主菜に。

＊コレステロールの摂取量を制限されている場合は、卵を½個にし、「腎臓病の場合」のようなかぶせオムレツに。

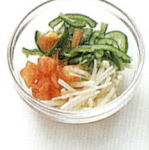 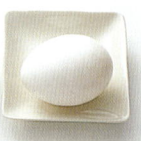

五目オムレツ

【材料】1人分		糖尿病・高血圧・高脂血症	腎臓病
五目オムレツ			
卵		1個	←左に同じ
a	牛乳	小さじ1	←
	塩・こしょう	各少量	←
ボンレスハム		20g	ハムは省く
玉ねぎ		30g	←左に同じ
トマト・ピーマン		各10g	←
えのきたけ		各10g	←
こしょう		少量	塩・こしょう各少量
油		小さじ1	小さじ1½
トマトケチャップ		小さじ1	←左に同じ
さやいんげんのすりごま煮			
さやいんげん		40g	←左に同じ
a	しょうゆ・みりん	各小さじ½	←
	だし	小さじ1〜2	←
	すり黒ごま	大さじ½(3g)	←
白菜とわかめの酢みそあえ			
白菜		小1枚(60g)	←左に同じ
わかめ		もどして10g	←
a	みそ	小さじ⅔	←
	砂糖・みりん	各小さじ½	←
	酢	小さじ½弱	←
ごはん		110g	160g

五目オムレツ

❶野菜とハムは小さく切り、トマト以外の野菜はさっとゆで、トマト、ハムと合わせて、こしょうで調味する。
❷卵はときほぐしてaを混ぜる。
❸フライパンに油を熱して卵液を流し入れ、ざっと混ぜ、半熟状になったら①をのせ、手早く卵で包むようにして形を整え、器に盛る。
❹ケチャップをかける。

【腎臓病の場合】
トマト以外の野菜はゆでて油小さじ1でいため、トマトと合わせて塩とこしょうで調味して器に盛る。卵は調味して油小さじ½を熱したフライパンで薄焼きにし、具の上にかぶせる。ケチャップをかける。

さやいんげんのすりごま煮

さやいんげんは3cm長さに切り、aとともになべに入れ、混ぜながらやわらかくなるまで煮る。

白菜とわかめの酢みそあえ

❶白菜の軸は3cm長さの短冊に、葉は一口大に切り、ゆでて湯をきる。
❷わかめは一口大に切る。
❸aを合わせて酢みそを作り、①と②をあえる。

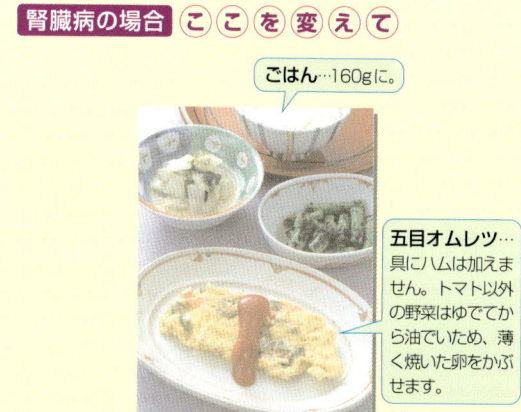

腎臓病の場合 ここを変えて

ごはん…160gに。

五目オムレツ…具にハムは加えません。トマト以外の野菜はゆでてから油でいため、薄く焼いた卵をかぶせます。
(右の写真参照)

513kcal　たんぱく質14.5g　塩分1.8g　カリウム492mg

●かぶせオムレツでたっぷり感を

具に焼いた卵をかぶせるのも、量的に多く見せる手法の1つ。この方法なら、卵を½個にした場合でも見映えよくできます。

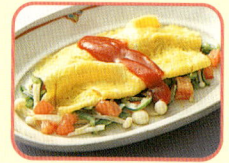

POINT ➡ 野菜豊富な具なら、1膳(ぜん)のごはんで満腹！

ビビンバ丼の献立

ビビンバ丼　かぼちゃのレモン煮　白菜とはるさめのスープ

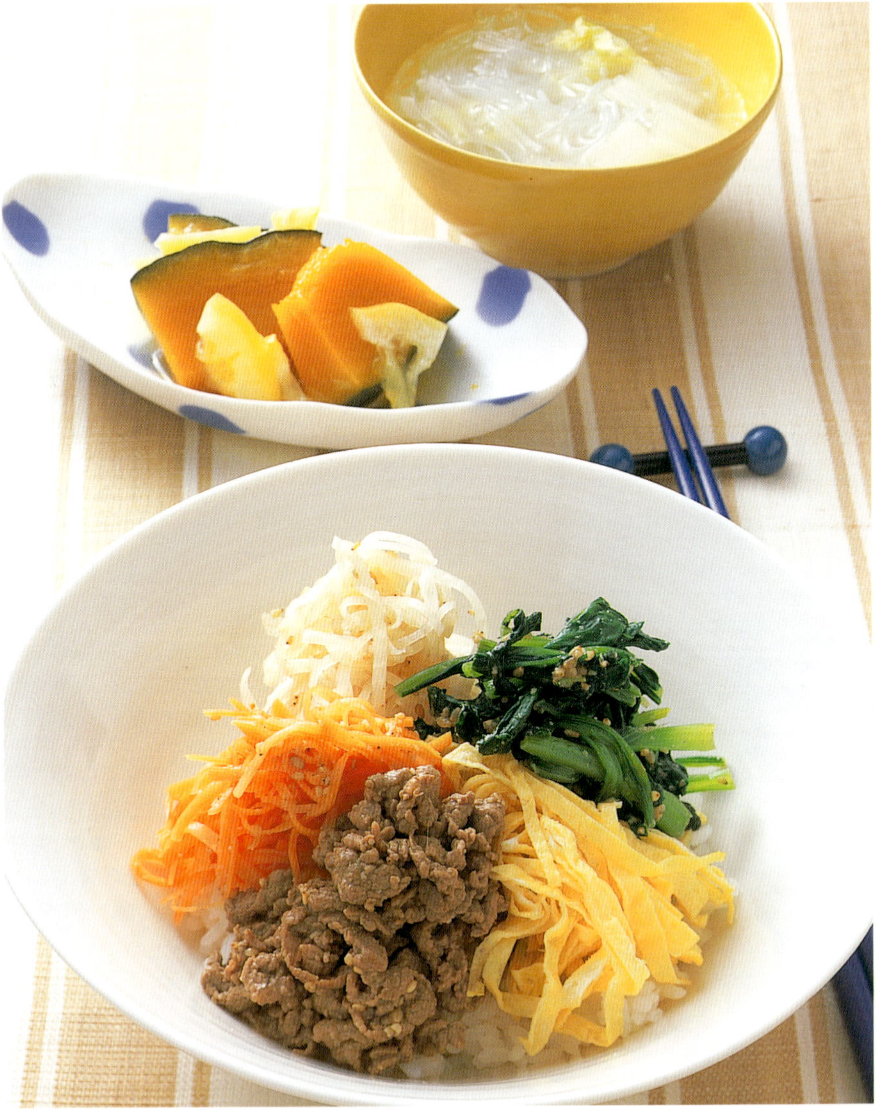

|糖尿病|高血圧|高脂血症| 503kcal　たんぱく質17.3g　塩分2.3g　カリウム808mg

コツ…！　エネルギーセーブ

深い丼に注意
丼物はごはんをつい食べすぎてしまいがち。器が深くて底が広いと同じ量のごはんでも少しに見えてしまうので、器の選び方もたいせつです。

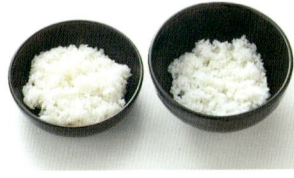

【材料】1人分	糖尿病・高血圧・高脂血症	腎臓病
ビビンバ丼		
牛もも薄切り肉	40g	30g
ほうれん草	30g	20g
大根	30g	←左に同じ
にんじん	15g	←
卵	⅓個	卵は省く
塩・酒	各少量	塩と酒は省く
油	少量	小さじ½
a　すり白ごま	大さじ1（6g）	←左に同じ
a　しょうゆ・酒	各大さじ½	←
a　みりん	大さじ½	←
a　ごま油	小さじ1	←
ごはん	110g	160g
かぼちゃのレモン煮		
かぼちゃ	50g	30g
レモンの薄輪切り	2枚	1枚
a　水	½カップ	⅓カップ
a　砂糖	小さじ1	←左に同じ
a　塩	少量	←
白菜とはるさめのスープ		ねぎとはるさめのスープ
白菜	30g	ねぎ10g
はるさめ（乾）	5g	10g
a　水	¾カップ	←左に同じ
a　顆粒ブイヨン	小さじ⅓	←
こしょう	少量	

ビビンバ丼

❶牛肉は細切りにして油でいためる。
❷ほうれん草はゆでて水にさらし、絞って3cm長さに切る。
❸大根とにんじんは3cm長さのせん切りにし、それぞれ塩少量をまぶし、しんなりしたら洗って水けを絞る。
❹卵はほぐして酒を混ぜ、油をふきこんだフライパンで薄焼きにし、細く切る。
❺aを合わせ、肉と②③の野菜に分けてかけ、あえる。
❻器にごはんを盛り、⑤と、④の錦糸卵を彩りよく盛る。
【腎臓病の場合】
大根とにんじんはゆでて水けを絞って使う。塩は使わない。

かぼちゃのレモン煮

❶かぼちゃは1cm厚さの一口大に切り、レモンはいちょう切りにする。
❷①とaを合わせて、汁けが少なくなるまで煮含める。

白菜とはるさめのスープ

❶白菜は一口大のそぎ切りにし、はるさめはもどしてざく切りにする。
❷aを煮立て、①を入れてやわらかくなるまで煮、こしょうをふる。
【腎臓病の場合】
ねぎとはるさめのスープ
ねぎはせん切りにし、はるさめを煮たあとに加えてさっと煮る。

●卵を省いても彩り豊か

たんぱく質がやや多いので卵を減らしますが、4種類の具で味も色合いも上々。たんぱく質制限のゆるやかな人は、卵は入れてもかまいません。

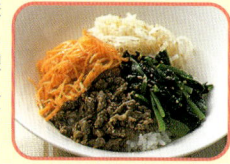

腎臓病の場合 ここを変えて

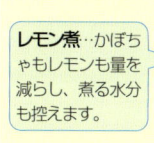

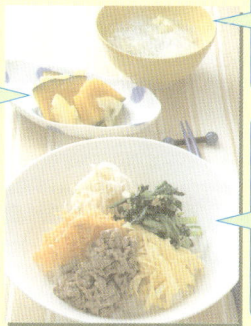

レモン煮…かぼちゃもレモンも量を減らし、煮る水分も控えます。

スープ…白菜のかわりにねぎを加え、はるさめは量を倍にします。

ビビンバ…卵は省きます。牛肉とほうれん草は量を減らし、肉をいためる油は小さじ½に。大根とにんじんはゆでて使います。ごはんは160gに。
（右の写真参照）

546kcal　たんぱく質13.6g　塩分2.0g　カリウム568mg

POINT ➡ よく煮た野菜と汁のとろみで充実感を

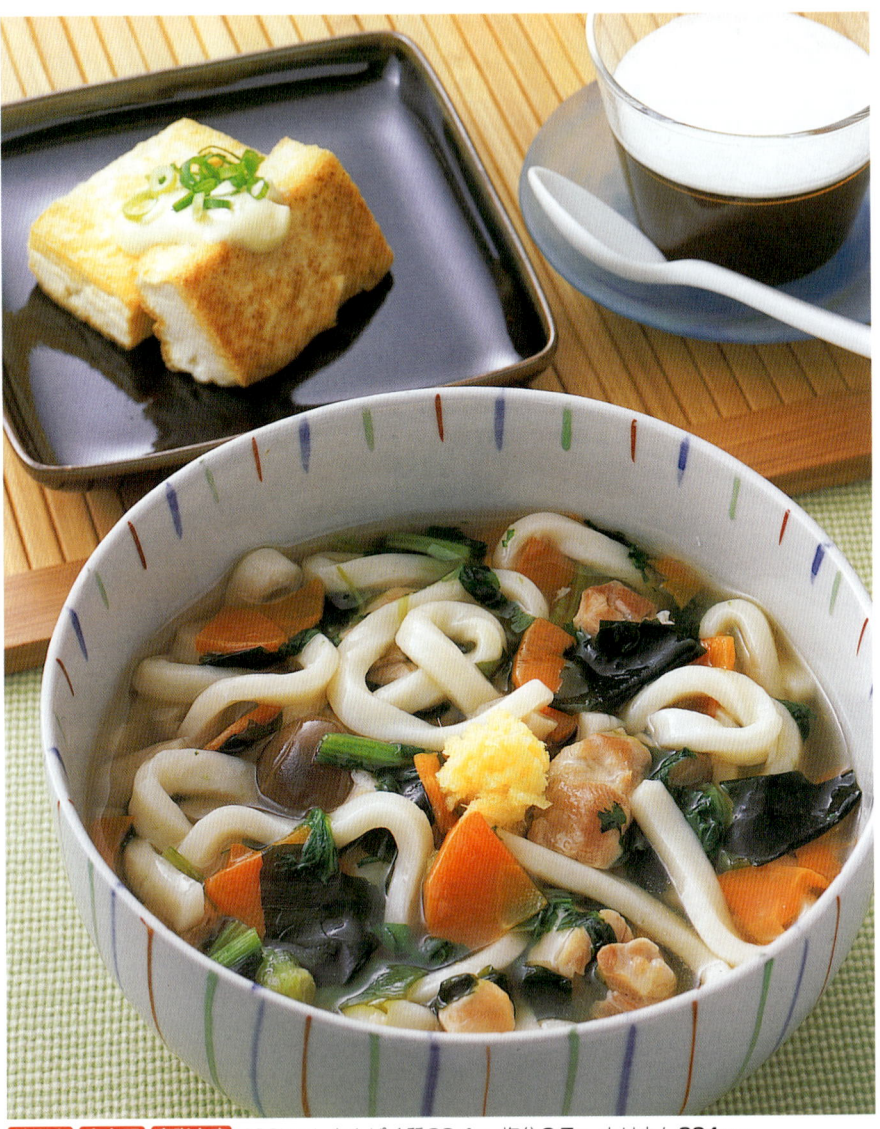

野菜あんかけうどんの献立

野菜あんかけうどん　豆腐のソテー　わさびマヨネーズ　コーヒーゼリー

|糖尿病|高血圧|高脂血症| 460kcal　たんぱく質 22.4g　塩分 2.7g　カリウム 624mg

コツ…！　塩分セーブ

めんの汁はとろみと香りをきかせて。

めん類は塩分過多になりがち。具を多くして汁にはかたくり粉でとろみをつけ、しょうがの風味をきかせると、うす味でも舌に濃く感じます。

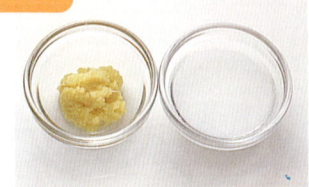

38

【材料】1人分	糖尿病・高血圧・高脂血症	腎臓病
野菜あんかけうどん		
ゆでうどん	170g	200g
鶏もも皮なし肉	50g	鶏もも皮つき肉40g
小松菜	30g	さやえんどう3枚
にんじん	20g	←左に同じ
しめじ	2～3本	←
わかめ	もどして10g	もどして5g
ねぎ	10g	←左に同じ
a だし	1¼ｶﾞ	←
a しょうゆ・みりん	各大さじ½強	←
b かたくり粉	大さじ½＋水大さじ1	←
おろししょうが	少量	←
豆腐のソテー わさびマヨネーズ		こんにゃくのソテー わさびマヨネーズ
もめん豆腐	70g	こんにゃく60g
油	小さじ½	小さじ1
a マヨネーズ	大さじ½	←左に同じ
a 練りわさび	少量	←
小ねぎのみじん切り	少量	←
コーヒーゼリー		
粉かんてん	0.4g(ﾐﾆ1)	←左に同じ
水	½ｶﾞ	←
インスタントコーヒー	小さじ⅓	←
ガムシロップ*	小さじ1	小さじ2
コーヒー用生クリーム*	小さじ1	←左に同じ

＊ガムシロップがなければ、小さじ1の分量として、砂糖小さじ2弱に小さじ1の水を加えて電子レンジで30～40秒加熱する。
＊生クリームがなければ牛乳でもよい。

野菜あんかけうどん

❶鶏肉は一口大に切る。にんじんは薄いいちょう切りにする。
❷小松菜はゆでて水にさらし、絞って3cm長さに切る。わかめは一口大に切り、ねぎは斜め切りにする。
❸aを煮立て、①としめじを入れてアクを除きながら煮、火が通ったら②を加えてやわらかくなるまで煮、bでとろみをつける。
❹うどんは熱湯で温めて器に入れ、③をかけ、おろししょうがをのせる。

豆腐のソテー わさびマヨネーズ

❶豆腐はペーパータオルに包んで水けをきり、2枚に切る。
❷油を熱したフライパンに並べて両面を色よく焼く。器に盛り、aを混ぜたものをかけ、小ねぎを散らす。

【腎臓病の場合】
こんにゃくのソテーわさびマヨネーズ
豆腐のかわりにこんにゃくを使う。こんにゃくは薄切りにして片面に浅く格子の切り目を入れ、下ゆでし、油で焼く。aをかけて小ねぎを散らす。

コーヒーゼリー

❶粉かんてんは分量の水にふり入れ、混ぜながら1～2分煮立たせる。
❷火から下ろしてコーヒーを加えて混ぜ、器に流し、さましてからさらに冷蔵庫で冷やす。
❸上にガムシロップと生クリームを流す。

●低たんぱくのこんにゃくをソテーに
こんにゃくはたんぱく質もカリウムも少ない食品です。油で調理するとエネルギーとコクがプラスされ、低塩分でおいしい一品に。

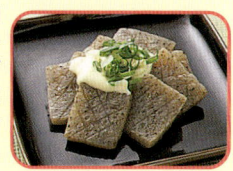

腎臓病の場合 ここを変えて

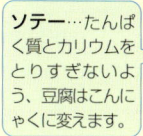

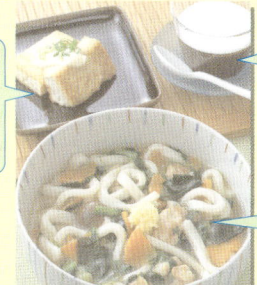

ソテー…たんぱく質とカリウムをとりすぎないよう、豆腐はこんにゃくに変えます。
（右の写真参照）

ゼリー…エネルギーを増やすため、ガムシロップを多めに。

うどん…めんを少し増やし、鶏肉は皮つきのもも肉を40g使います。カリウムの多い小松菜のかわりにさやえんどうを加え、わかめは少量に。

503kcal　たんぱく質 15.5g　塩分 2.6g　カリウム 460mg

あなたの味覚は「うすめ」or「濃いめ」???

「うす味」は減塩の基本。でも、味覚ほど主観的なものはありません。食べる人はもとより、調理する人の味覚の物差しも、塩分量を大きく左右します。まずは、作り手であるあなたの味覚をチェックしてみましょう。

◆うす味感覚チェック◆

里芋を以下の通りに忠実に煮て、味をみます。もし、ちょうどよく感じられたら「うす味派」、もの足りなく感じたら「濃い味派」です。「濃い味派」の人は、徐々に味つけをうすくしていきましょう。味覚は習慣性が大きいので、最初はもの足りなく感じても、じきに慣れて満足できるようになります。

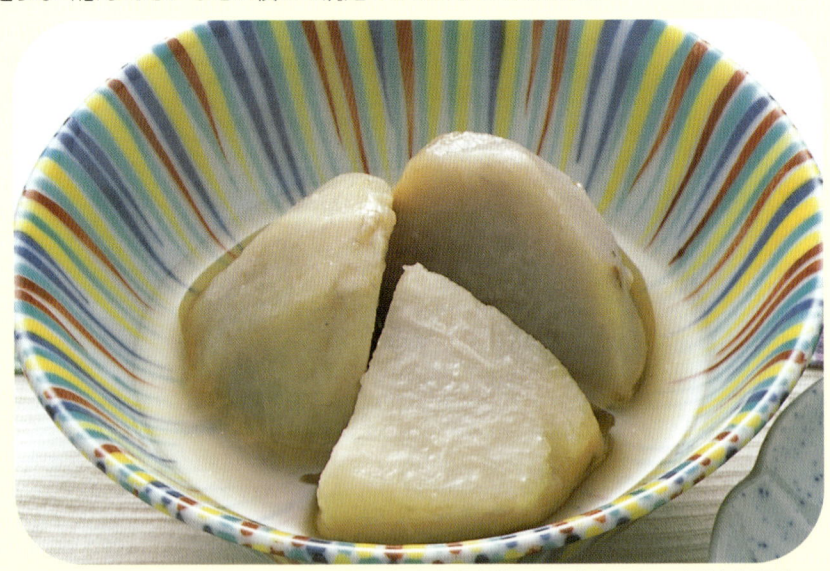

65kcal　たんぱく質2.2g　塩分1.0g　カリウム561mg

【里芋の煮物】

◆材料（1人分）	
里芋（皮をむいて一口大に切る）	80g
だし（削りガツオでとったもの）	½カップ
しょうゆ・砂糖	各小さじ1

なべに材料全部を入れて火にかけ、沸騰後弱めの中火で、紙ぶたをして煮汁が少し残る程度まで煮、火を止めてさめるまでおく。

和風煮物以外にもおかずの枠を広げて

和風の煮物はとかく塩分過多になりやすく、1食で2〜3gになることも少なくありません。また、塩分と並行して糖分も濃くなりがちです。
下の料理は、里芋のあえ物です。同じ里芋でも、こんな風に料理すると、塩分は左ページの煮物の半分で、おつな味わい。固定観念にとらわれずに、柔軟な発想で料理を考えて、組み合わせましょう。89ページの副菜の数々もどうぞご参考に。

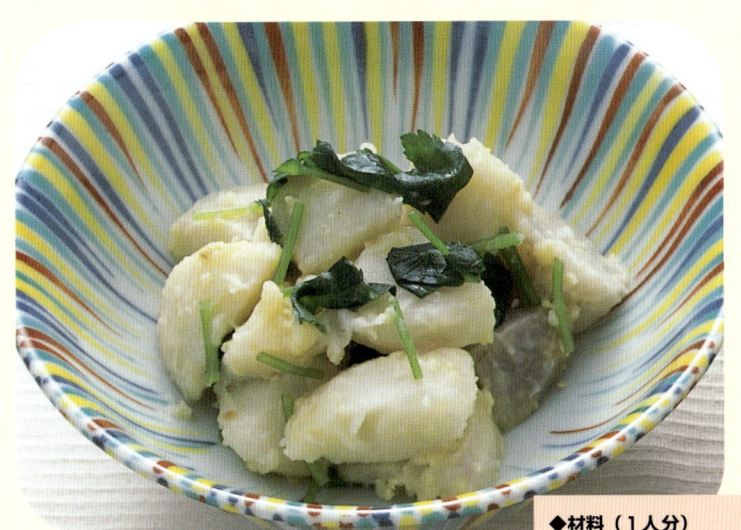

54kcal　たんぱく質1.6g　塩分0.5g　カリウム496mg

【里芋のわさび酢あえ】

◆材料（1人分）

里芋（皮をむいて一口大に切る）	80g
ポン酢しょうゆ	小さじ1
三つ葉（ゆでて切る）・わさび	各少量

里芋はやわらかくゆで、三つ葉とともに、わさびをといたポン酢しょうゆであえる。

●そのほかの減塩対策

- 調味料の塩分を覚えて、きちんと計量して料理を作る習慣をつけましょう。（9ページ）
- 漬け物や塩辛、つくだ煮、梅干しなどは塩分が高いので（72ページ）、食卓に常備するのはやめましょう。また、干物魚や魚介練り物、ハムやソーセージなども登場回数や量を控えめにしましょう。
- 汁物は1/2カップを基本としてうす味にくふうしましょう。（69ページ）
- 刺し身のつけじょうゆ、フライのソースなどは、計量して小皿に添える習慣をつけましょう。調味料を食卓に置かないこともたいせつです。

＊調理するときの減塩のコツは、料理ページにいろいろ載っています。ご参考に。

腎臓病の食事作りのための
食品のたんぱく質量、早覚え

卵、牛乳・乳製品、肉、魚介、大豆製品

腎臓病でたんぱく質を制限されている人の食事を作る場合は、食品のおよそのたんぱく質量を覚えておきましょう。

1日のたんぱく質制限量が40～50gの場合、第一群と二群の食品を合わせて、たんぱく質量にして20～30gを目安にとりましょう。21ページの「1日にとりたい食品の目安」も参考にしてください。

第一群の食品

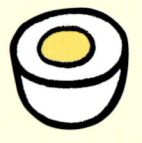

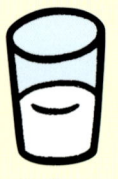

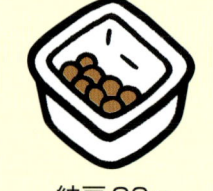

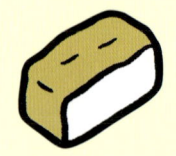

たんぱく質量 3g	たんぱく質量 3g	たんぱく質量 4g
卵 ½個	牛乳 ½カップ	ヨーグルト ½カップ

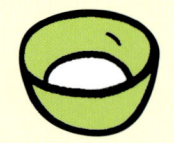

第二群の食品

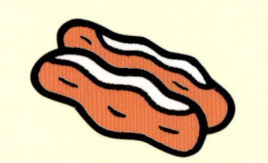

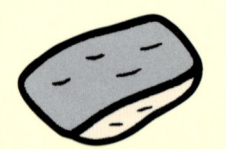

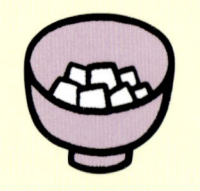

たんぱく質量 10g	たんぱく質量 10g	たんぱく質量 2g
肉 50g	魚介 50g	豆腐 30g

たんぱく質量 3g	たんぱく質量 3g
納豆 20g	厚揚げ 30g

肉と魚介　たんぱく質の多いもの・少ないもの

肉や魚介のたんぱく質量は「50gにつき10g」と覚えておくと便利です。ただ、中にはたんぱく質がかなり多いものもあるので、注意しましょう。また逆に、たんぱく質のあまり多くないものもあり、ときにはそういうものを使えば、量的に少しでも多く食べることができます。低たんぱくのものは、脂肪が多くてエネルギーが高いものが多いので、エネルギー補給にも役立ちます。

●たんぱく質が特に多い肉や魚介　（50gあたりのたんぱく質が11g以上のもの）

鶏ささ身肉
鶏胸皮なし肉
豚ヒレ肉
牛もも赤身肉（輸入牛）

カツオ
マグロ全般
マカジキ・クロカジキ
紅ザケ・シロサケ
　＊養殖物のギンザケのたんぱく質は、50gあたり10g程度です。

ウナギのかば焼き

●たんぱく質が少ない肉や魚介
（50gあたりのたんぱく質が8g未満のもの）

豚バラ肉
牛肩ロース肉・リブロース肉・サーロイン肉・バラ肉（いずれも和牛）＊
　＊牛肉は、a和牛、b和牛とは記されない一般的な国産牛、c輸入牛、の順でたんぱく質が多くなります。肩ロース肉でいうと、50gあたりのたんぱく質は、a 7g、b 8g、c 9gです。

ギンダラ
モンゴウイカ
カキ
ワカサギ
メロ（ギンムツ）

●たんぱく質が比較的少ない肉や魚介
（50gあたりのたんぱく質が8～9gのもの）

牛肩ロース肉・サーロイン肉
　＊いずれも一般的な国産牛および輸入牛

豚肩ロース肉
鶏もも皮つき肉

サバ（輸入物）
マナガツオ
メルルーサ
メバル
キンメダイ
イボダイ
イサキ
アナゴ
ホタテ貝柱
マダラ

糖尿病や高血圧、高脂血症の場合は、たんぱく質の多い肉や魚介を選んだほうが、エネルギーを低くおさえられます。ただ、サバなどの青背魚の脂肪は動脈硬化予防に役立ち、肉の適度な脂肪はやわらかさやうま味の要素でもあるので、エネルギーばかりにこだわらず、いろいろな食材を使いましょう。

腎臓病の食事作りのための
食品のたんぱく質量、早覚え

野菜、穀類

たんぱく質は、野菜類やごはんなどの穀類にも含まれており、とくに穀類は量を多くとるので、そのたんぱく質量はばかになりません。これもよく頭に入れておきましょう。野菜類のたんぱく質とカリウムについては87ページもごらんください。

1日のたんぱく質制限量が40〜50gの場合、第三群で4〜5gの、第四群で14〜15gのたんぱく質量を目安にとりましょう。21ページの「1日にとりたい食品の目安量」も参考にしてください。

第三群の食品

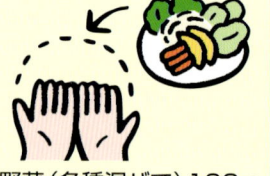

- たんぱく質量 1〜2g　野菜（各種混ぜて）100g
- たんぱく質量 1g　芋70g
- たんぱく質量 0.5〜1g　くだもの100g

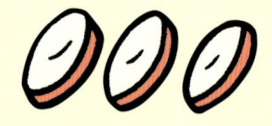

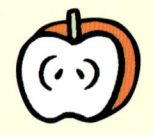

第四群の食品

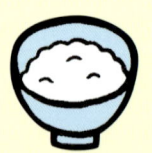

- たんぱく質量 3g　ごはん茶わんに軽めに1杯（110g）
- たんぱく質量 4g　ごはん茶わんに多めに1杯（160g）
- たんぱく質量 7g　ゆでうどん1玉（250g）
- たんぱく質量 9g　ゆでそば1玉（180g）
- たんぱく質量 6g　食パン6枚切り1枚（60g）
- たんぱく質量 3g　ロールパン1個（30g）

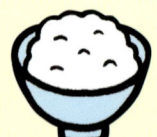

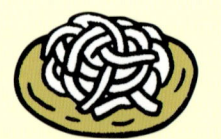

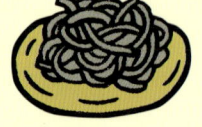

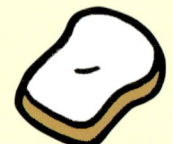

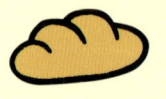

＊油や砂糖はたんぱく質を含みません。
＊調味料に含まれるたんぱく質は、1日の合計で1〜3gになると推定されます。

腎臓病の食事療法を助ける「低たんぱく穀類」

穀類は大事なエネルギー源ですが、たんぱく質も左ページのように多く含んでいます。たんぱく質を制限しながらエネルギーはきちんととらなくてはならない腎臓病の人にとっては、悩ましい食品ともいえます。その対策として作られたのが、「低たんぱく穀類」です。これを使えば、穀類からとるたんぱく質を減らせるので、その分おかずを増やすことができます。

「低たんぱく穀類」は、医師や管理栄養士の指導で用いるもので、たんぱく質制限が厳しくなるほど、必要性は高くなります。在宅介護の人の場合は、本人と医師や管理栄養士に確認のうえで、必要に応じて用いてください。

ただし、味覚面や経済面で使えないケースもあります。本書では、いろいろな状況を考えて、一般の穀類を用いた献立を紹介しています。

●低たんぱくごはん・米

たんぱく質を通常のごはんの1/3〜1/25に減らした各種の製品があります。

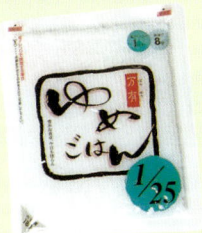

ゆめごはん 1/25（レトルト）
キッセイ薬品工業（株）a
1パック180gあたり
292kcal　たんぱく質0.2g

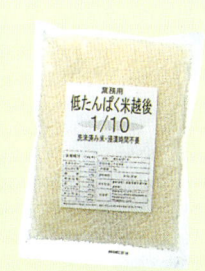

低たんぱく米越後 1/10
木徳神糧（株）c
炊き上がり180gあたり
288kcal　たんぱく質0.4g

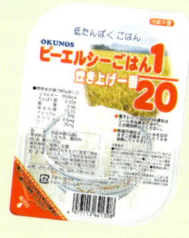

ピーエルシーごはん 炊き上げ一番 1/20（レトルト）
ホリカフーズ（株）b
1パック180gあたり　300kcal　たんぱく質0.2g

●低たんぱくめん

そうめんやラーメン、スパゲティなどもあります。

げんたそば（乾めん）
キッセイ薬品工業（株）a
100gあたり　354kcal　たんぱく質2.9g

げんたうどん（乾めん）
キッセイ薬品工業（株）a
100gあたり　352kcal　たんぱく質1.9g

＊このほかにもさまざまな低たんぱく穀類や、また、エネルギー補給のための特殊食品があります（46ページ参照）。ただ、商品の入れ替え等で現在は取り扱っていないものもありますので、詳しくはメーカーにお問い合わせください。
a：☎ 0263-54-5010　　b：☎ 025-794-5536　　c：☎ 0120-885-811　　d：☎ 086-224-4320

腎臓病の食事作りのための
エネルギーアップ対策

腎臓病の人にとって、エネルギー不足は腎機能の低下を招くもと。エネルギーを補給するいろいろな方法を頭に入れておき、状況に応じて対応しましょう。

●はるさめやくずきり

はるさめやくずきりは、たんぱく質はわずかなので、安心して使えるエネルギー源。あえ物やいため物、汁物、めんの増量などに活用を。粉類の中ではかたくり粉やコーンスターチがおすすめです。小麦粉は100g中に8gもたんぱく質を含んでいます。

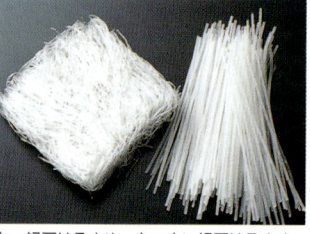

左：緑豆はるさめ　右：太い緑豆はるさめ
くずきり
はるさめもくずきりも20gで約70kcal　たんぱく質微量

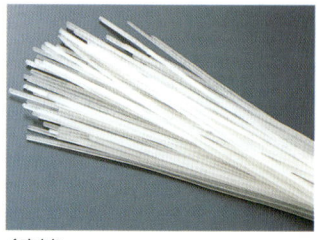

●油

油は1g 9kcalと高エネルギーでたんぱく質はゼロ。ソテーやいため物など、油を使う料理を献立に1つは組み入れましょう。あえ物にごま油やドレッシング、マヨネーズを使うのも1つの手。油っぽくならないように、少量ずついろいろな料理に使うのがコツです。

●甘いお菓子など

かぜなどで食欲が落ちたときには、口当たりのよいデザートやお菓子で、エネルギー補給を。市販のお菓子の中では、あめ、ういろうや水ようかん、ぎゅうひ、コーヒーゼリーやワインゼリーなどが比較的低たんぱくです。70ページのひと口デザートにも低たんぱくのものがあるのでご利用を。くず湯も重宝な甘味です。

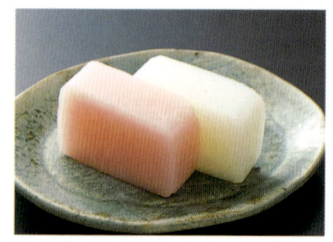

ういろう　50gで92kcal　たんぱく質0.6g
水ようかん　50gで86kcal　たんぱく質1.3g

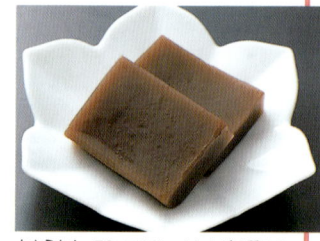

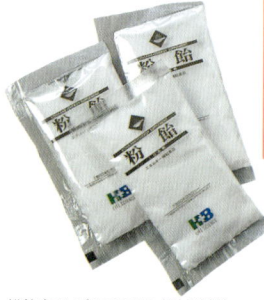

粉飴（でんぷんでできた低甘味糖）
H+Bライフサイエンス㈱ d（45ページ）
1袋13gあたり 50kcal

●特殊食品

食事療法用の特殊食品には、でんぷんでできた低甘味糖類、脂肪になりにくい中鎖脂肪酸油、そのほか、低たんぱく、低カリウムで高エネルギーの加工食品がいろいろあります。低甘味糖類はお茶に混ぜると手軽なエネルギー補給源になります。

おなじみの食材で作る
糖尿病・高血圧・高脂血症（脂質異常症）&
腎臓病の人のための

大きいおかず・おかず兼主食

食生活に気をつけたい人だからこそ、日々の食事は味わい豊かでありたいもの。それぞれの病状に配慮した、手軽にできるお総菜のレパートリーを広げましょう。

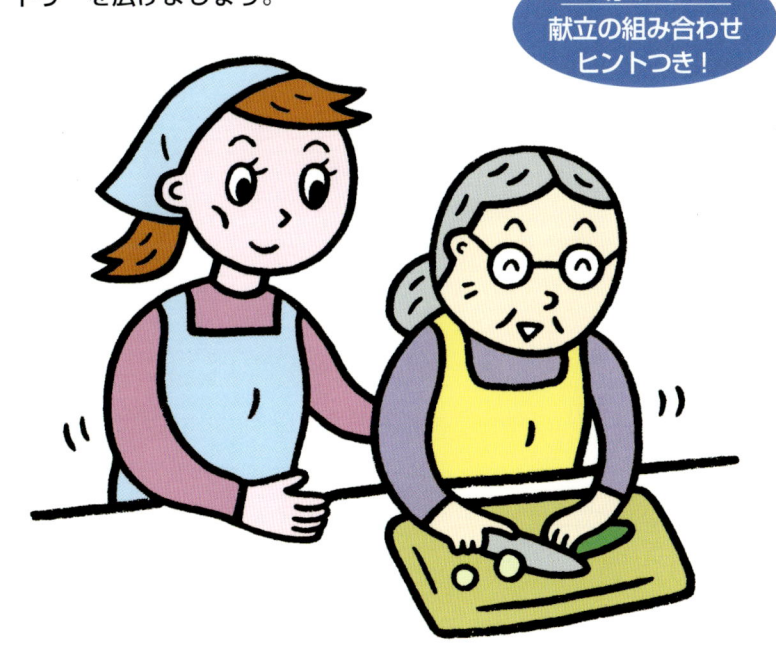

助かる！
献立の組み合わせ
ヒントつき！

● **糖尿病や高血圧、高脂血症の人向け**
（エネルギーや脂質、塩分、コレステロールの制限を必要とする人）

エネルギーや油脂、塩分やコレステロールをおさえるコツどころを示しました。

● **腎臓病の人向け**
（たんぱく質、塩分、カリウムの制限を必要とする人）

たんぱく質や塩分、カリウムをおさえ、エネルギーは多めにとれるようにくふうしてあります。

＊穀類は、普通の穀類を使用しています。低たんぱく穀類（45ページ）を使用中なら、それに変えてください。

大きいおかず [主菜] 魚介・肉

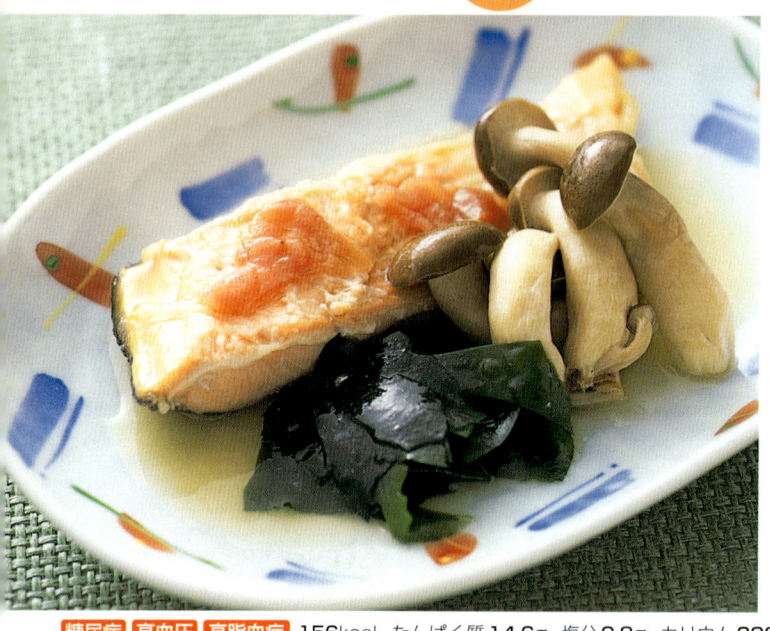

コツ…！ 塩分セーブ
梅肉を調味料がわりに
梅干しを煮物やあえ物に少量使うと、全体がうす味でも味がすっきり引きしまります。

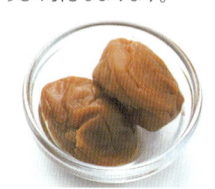

|糖尿病|高血圧|高脂血症| 156kcal　たんぱく質 14.6g　塩分 0.8g　カリウム 328mg

梅肉のほのかな酸味で、上品なうす味仕立て
生ザケの梅煮

❶ なべに梅干しの果肉と a を合わせて煮立て、魚を入れ、弱めの中火で8〜10分、ときどき煮汁をかけながら煮る。
❷ わかめは一口大に切る。
❸ 魚を煮汁から引き上げて器に盛る。残った煮汁にしめじとわかめを加えてさっと煮、魚に添え、煮汁を魚にかける。

応用 タイ、オヒョウ、ムツなど白身系の魚が合う。

【材料】1人分		糖尿病・高血圧・高脂血症	腎臓病
			ギンダラの梅煮
生ザケ		1切れ（70g）	ギンダラ1切れ（70g）
梅干し（減塩）の果肉		小さじ½（3g）	←左に同じ
a	しょうゆ・みりん	各小さじ¼	←
	酒	小さじ½	←
	水	¼カップ	←
しめじ		4〜5本	←
わかめ		もどして10g	←

献立ヒント
|糖尿病|高血圧|高脂血症|
2色ピーマンのあえ物（92ページ）
じゃが芋の黒ごまだれ（99ページ）
白菜とはるさめのスープ（37ページ）
|腎臓病|
もやしとにんじんのごま油いため（ハムなし・94ページ）
白菜とはるさめのスープ（37ページ）

腎臓病の場合 ここを変えて

ギンダラの梅煮
サケのかわりにギンダラを使います。ギンダラのたんぱく質量はサケより3〜4割少ないので、同じ量を使ってもたんぱく質を低くおさえられます。

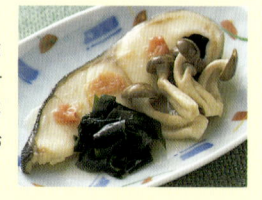

167kcal　たんぱく質 10.0g　塩分 0.9g　カリウム 314mg

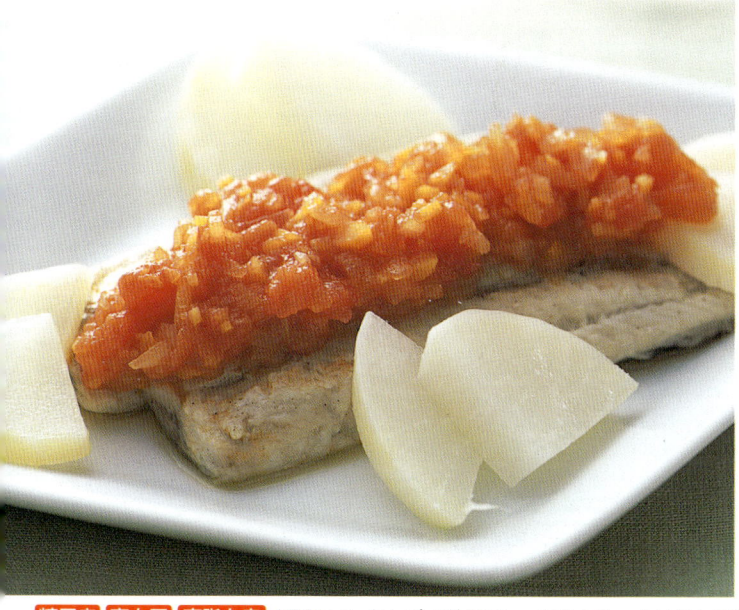

コツ…！
エネルギーセーブ＆スピードアップ

ノンオイルのトマトソース
刻んだトマトとすりおろした野菜、調味料を合わせて加熱するだけのソースは、低エネルギーで、手間いらず。多めに作って冷凍しておくと重宝です。

糖尿病 高血圧 高脂血症 172kcal たんぱく質13.1g 塩分1.6g カリウム576mg

さっぱりとしたトマトソースは、和食派にも好評
イワシのトマトソースかけ

❶トマトソースを作る。トマトはざく切り、玉ねぎとにんじんはすりおろし、全部なべに入れてbの塩とこしょうを加え、ふたをして7～8分煮る。電子レンジで2分ほど加熱してもよい。
❷イワシは中骨と腹骨を除き、縦半分に切り、塩、こしょうをふる。
❸魚をなべに入れてaを加え、沸騰後ふたをして5～6分蒸し煮にする。
❹魚を器に盛って①をかけ、いちょう切りにしてゆでたかぶを添える。

【材料】1人分		糖尿病・高血圧・高脂血症	腎臓病
イワシ（手開きにする）		1尾（おろして60g）	40g
塩		0.4g（ミニ1/3）	少量（0.2g）
こしょう		少量	←左に同じ
			小麦粉・油各小さじ1
a	水	大さじ3	←左に同じ
	白ワインまたは酒	小さじ1	←
	酢	小さじ1/2	←
b	トマト（水煮缶詰めまたは完熟の生）	70g	50g
	玉ねぎ・にんじん	各10g	各少量
	塩	0.5g（ミニ1/2弱）	0.3g（ミニ1/4）
	こしょう	少量	←左に同じ
かぶ		1個（70g）	1/2個（35g）

献立ヒント

糖尿病 高血圧 高脂血症
オクラのわさび漬けあえ（92ページ）
白菜としいたけのすりごま煮 1/2量（97ページ）

腎臓病
小松菜とはるさめのからしマヨネーズあえ（25ページ）
青のり汁（69ページ）

腎臓病の場合　ここを変えて
魚の量を40gに減らし、エネルギーを増やすため、小麦粉をまぶして油で焼いてから、トマトソースをかけます。かぶは半分に減らしましょう。

163kcal たんぱく質9.0g 塩分1.0g カリウム369mg

大きいおかず [主菜] 魚介・肉

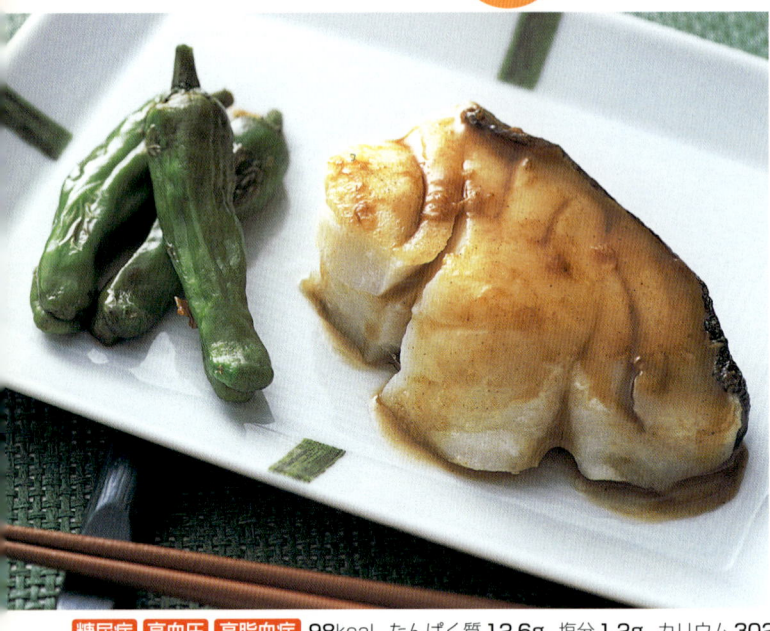

コツ…!
塩分セーブ&
スピードアップ

ウスターソースが味の引きしめ役

おなじみの調味料1つできりっと味がしまり、魚のくせもカバーされます。

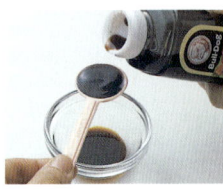

糖尿病 高血圧 高脂血症 98kcal たんぱく質12.6g 塩分1.2g カリウム302mg

あっという間にできて、風味ヨシ!
タラのウスターソース焼き

❶ フライパンに油を熱し、タラの両面を火が通るまで焼く。途中で切り目を入れたししとうも並べて焼く。
❷ ウスターソースを魚にかけてからめる。

応用 カジキ、アコウダイ、ホタテガイなども合う。ソースは焼き肉のたれと半々にしても。

【材料】1人分	糖尿病・高血圧・高脂血症	腎臓病
		ギンダラのウスターソース焼き
生ダラ	2/3切れ(70g)	ギンダラ70g(タラなら50gに)
ししとうがらし	3本	←左に同じ
油	小さじ1弱	←
ウスターソース	小さじ2	←

献立ヒント

糖尿病 高血圧 高脂血症
かぶとおろしにんじんの甘酢あえ (94ページ)
さつま芋のりんごジュース煮 (100ページ)

腎臓病
にんじんとりんごの甘煮 (91ページ)
糸こんにゃくと赤ピーマンのきんぴら (102ページ)

腎臓病の場合 ここを変えて

タラより低たんぱくのギンダラを使います。タラを使う場合は50gに減らします。

198kcal たんぱく質9.4g 塩分1.1g カリウム288mg

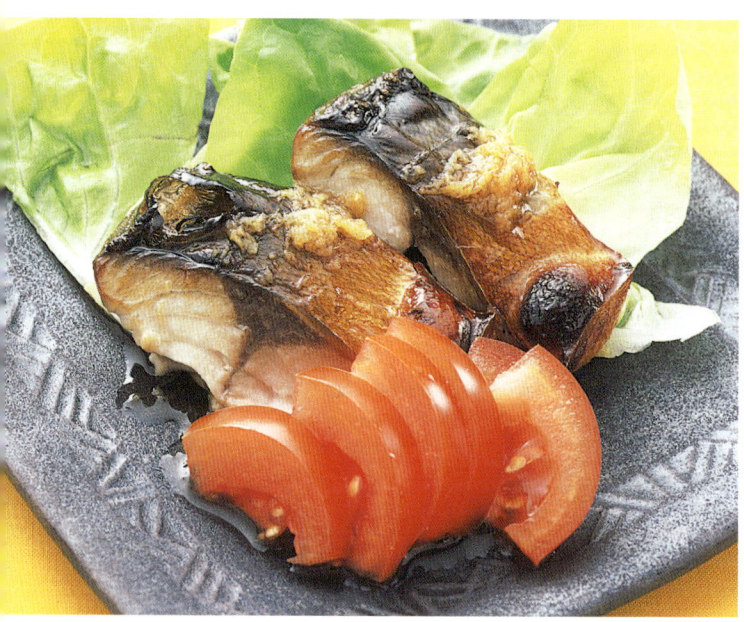

コツ…！
塩分セーブ

しょうがと酢で生臭みをおさえて

しょうがの香気や酢には、魚の生臭みをおさえる効果やうす味を引きしめる効果があり、減塩の助けに。

糖尿病 **高血圧** **高脂血症** 142kcal　たんぱく質13.4g　塩分0.8g　カリウム383mg

しょうがの辛味と香りでさっぱりと味わう
焼きサバのしょうが酢かけ

❶サバは2切れにそぎ切りにし、酒をふり、熱した焼き網にのせて両面を焼く（フライパンまたはオーブントースターで焼いてもよい）。
❷熱いうちにaを合わせたものをかける。
❸サラダ菜を一口大に切って器に敷き、魚を盛り、トマトをいちょう切りにして添える。

【材料】1人分		糖尿病・高血圧・高脂血症	腎臓病
生サバ		1切れ(60g)	40g
			小麦粉・油各小さじ1
酒		小さじ1	小さじ1/2
a	しょうゆ	小さじ2/3	小さじ1/3
	酢	小さじ1/3	小さじ1/4
	おろししょうが	少量	←左に同じ
トマト		50g	←
サラダ菜		2枚	1枚

献立ヒント

糖尿病 **高血圧** **高脂血症**
かぼちゃとしめじのうす味煮（90ページ）
1/2 カップみそ汁（豆腐とわかめで・69ページ）

腎臓病
キャベツとベーコンのスープ煮2/3量（93ページ）
もやしとピーマンのお浸し（29ページ）
黄桃シャーベット（70ページ）

腎臓病の場合 ここを変えて

サバは3切れのそぎ切りにして小麦粉をまぶし、油で焼いて、aをかけ、野菜を添えて盛ります。こうすると少量の魚でもボリューム感が出て、エネルギーも多くとれます。

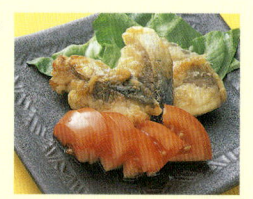

148kcal　たんぱく質9.3g　塩分0.6g　カリウム287mg

大きいおかず [主菜] 魚介・肉

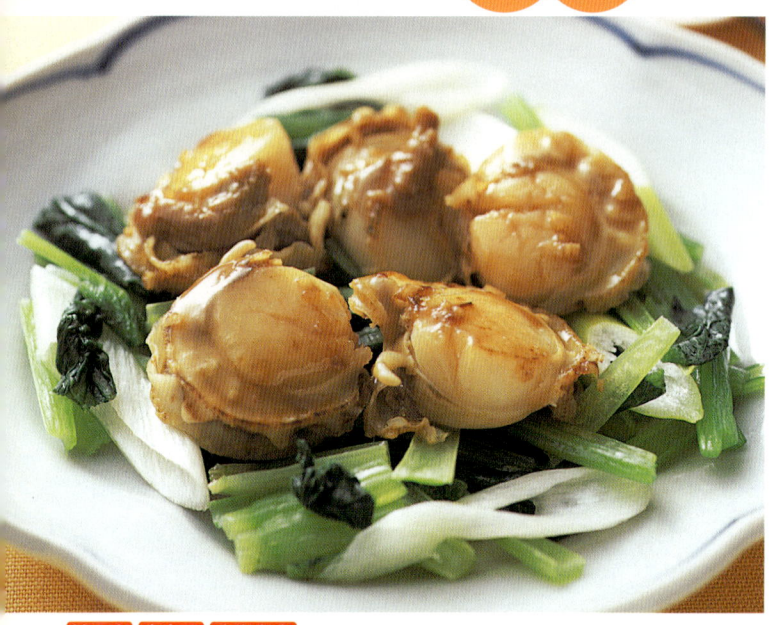

コツ…！
塩分&エネルギーセーブ

**香味野菜とごま油で
コクと風味を**

いため物は、ねぎやにんにく、しょうが、ごま油を少量入れることで、油や調味料を控えても深みのある味わいに。にんにくなどを刻むひと手間を惜しまないことがポイントです。

糖尿病 高血圧 高脂血症　150kcal　たんぱく質 14.1g　塩分 1.5g　カリウム 380mg

こっくりした本格中華の味
ホタテガイと野菜のオイスターソースいため

❶小松菜はさっとゆでて水にとり、絞って3cm長さに切る。ねぎは斜め薄切りにする。
❷フライパンに半量の油を熱して①をいため、器に敷く。
❸次に残りの油でaをいため、香りが立ったら、ホタテガイを加えて両面を焼く。
❹中まで熱くなったらbを加えて全体にからめ、②の器に盛る。

＊歯が弱い人の場合、ホタテガイのひもは除くか、切り目を細かく入れる。

【材料】1人分		糖尿病・高血圧・高脂血症	腎臓病
			カキと野菜のオイスターソースいため
ホタテガイ（ボイル）		小5～6個(70g)	カキ5～6個(70g)
小松菜		50g	白菜40g 小松菜10g
ねぎ		20g	10g
ごま油またはサラダ油		大さじ½	大さじ1
a	にんにくのみじん切り	少量	←左に同じ
	しょうがのみじん切り	少量	←
b	オイスターソース＊	小さじ1(6g)	小さじ⅔
	しょうゆ・酒	各小さじ½	各少量

＊オイスターソースがない場合、その⅔量のしょうゆを加える。

献立ヒント！

糖尿病 高血圧 高脂血症
トマトのふりかけサラダ (91ページ)
かきたま汁 (85ページ)

腎臓病
2色ピーマンのあえ物 ⅔量 (92ページ)
かきたま汁 (腎臓病向け・85ページ)

腎臓病の場合 ここを変えて

カキと野菜のオイスターソースいため
ホタテガイのかわりに、たんぱく質の少ないカキを使い、小松菜は減らして白菜を加えます。カキは洗って水けをふき、白菜と小松菜はゆでて使います。いためる油と仕上げの調味料の分量に注意を。

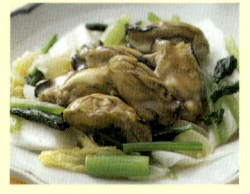

170kcal　たんぱく質 5.7g　塩分 1.5g　カリウム 259mg

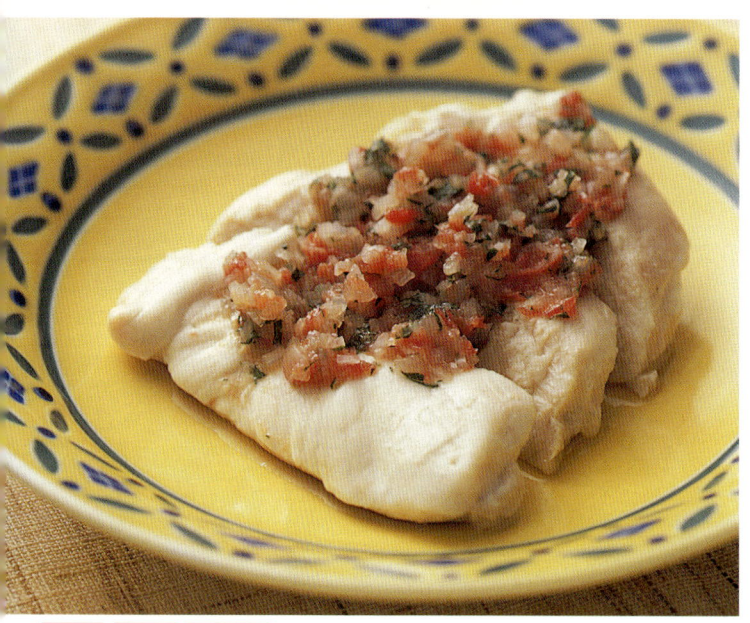

コツ…！
塩分セーブ

甘酢らっきょうを たれに混ぜて

甘酢らっきょうは味の名アクセント役。トマトや青じそと混ぜたたれは、塩分控えめでも食が進みます。

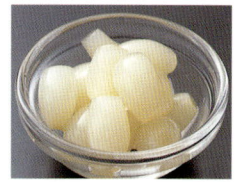

|糖尿病|高血圧|高脂血症| 92kcal　たんぱく質15.8g　塩分0.8g　カリウム285mg

酒塩焼きにした肉を、香りさわやかなトマトだれで
鶏肉のさっぱり香味焼き

❶鶏肉は一口大のそぎ切りにし、オーブントースターの受け皿に並べて酒と塩をふり、火が通るまで7〜8分焼く。または、フライパンで蒸し焼きにしてもよい。

❷肉が焼けたらずらして重ね、上にaを混ぜ合わせたものをかけ、さらに1〜2分焼く。

＊歯が弱い人の場合、そぎ切りにした肉の片面に浅く細かい切り目を入れて加熱を。

【材料】1人分		糖尿病・高血圧・高脂血症	腎臓病
鶏胸皮なし肉		70g	鶏もも皮つき肉 50g
			油小さじ1
酒		小さじ1	小さじ1弱
塩		0.6g (ミニ½)	0.4g (ミニ⅓)
a	トマトのみじん切り	大さじ1	←左に同じ
	甘酢らっきょうのみじん切り	大さじ½	←
	青じそのみじん切り	1枚分	←
	練りがらし・	少量	←

献立ヒント

|糖尿病|高血圧|高脂血症|
かぼちゃのヨーグルトソース（90ページ）
のっぺい汁（98ページ）

|腎臓病|
さやいんげんのすりごま煮（35ページ）
根菜汁（腎臓病向け・25ページ）

腎臓病の場合　ここを変えて

鶏もも肉は薄いそぎ切りにして油で両面を焼き、酒と塩をふり、aをかけて1〜2分蒸し焼きにします。

151kcal　たんぱく質8.3g　塩分0.6g　カリウム175mg

大きいおかず［主菜］魚介・肉

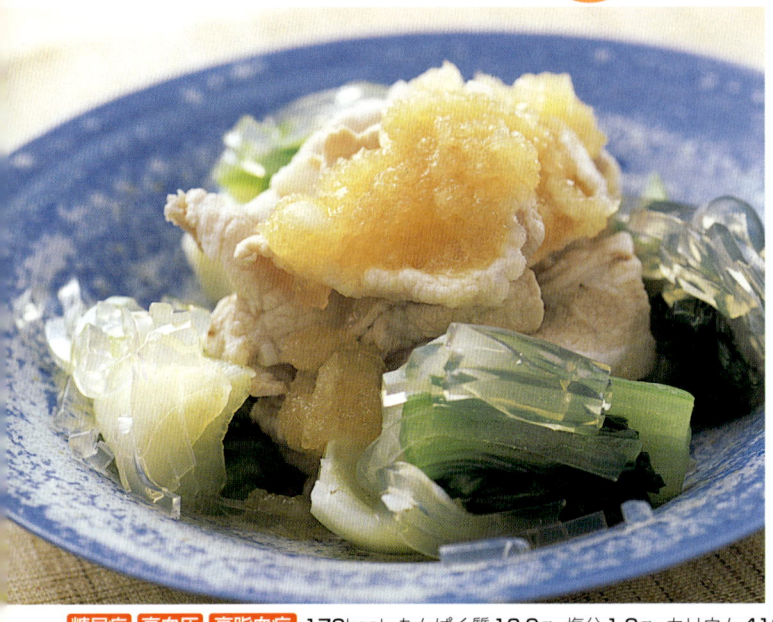

コツ…！
エネルギーセーブ
玉ねぎソースと ところてんでたっぷり感を

おろし玉ねぎ入りのソースは見た目も香りも食欲をそそり、肉との相性もぴったりです。ところてんは目に涼やかで、食べる楽しさも倍増。エネルギーが低いので、多めに使っても安心です。

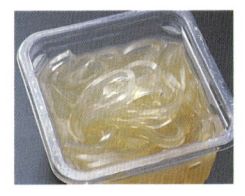

糖尿病 高血圧 高脂血症　170kcal　たんぱく質 13.9g　塩分 1.0g　カリウム 418mg

とろみのあるソースだから肉にからまりやすい
ゆで豚と青梗菜のおろし玉ねぎソース

❶青梗菜は1枚ずつはがし、沸騰湯に根元から先に入れてしんなりとゆで、水にとり、水けを絞って食べやすい大きさに切る。
❷豚肉は一口大に切り、①をゆでたあとの湯でゆで、引き上げる。
❸器に肉を盛り、周囲に青梗菜を添えてその上にところてんをのせる。
❹aを混ぜ合わせて肉にかける。

応用　肉は薄切りの牛肉や鶏肉でも。野菜は手近にあるもので。

【材料】1人分	糖尿病・高血圧・高脂血症	腎臓病
豚ロースごく薄切り肉（脂身を除く）	60g	豚ロースごく薄切り肉（脂身つき）50g
		かたくり粉 小1
青梗菜	2/3株（70g）	1/3株（30g）
ところてん	20g	←左に同じ
a ┌玉ねぎのすりおろし	大2/3	a ┌大1/2
├しょうゆ・みりん	各小1	├各小2/3
├酒	小1	├小2/3
└ごま油	小1/3	└ごま油・サラダ油…各小1/3

腎臓病の場合　ここを変えて
肉は脂身を除かずに一口大に切ってかたくり粉をまぶしてゆで、おろし玉ねぎソースには油をプラスします。肉はこうしてゆでると量が多く感じられ、のど越しもよくなります。

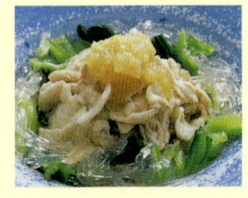

208kcal　たんぱく質 10.4g　塩分 0.7g　カリウム 261mg

献立ヒント
糖尿病 高血圧 高脂血症
長芋のきのこあんかけ 1/2量（100ページ）
かぶのゆかり漬け（67ページ）

腎臓病
こんにゃくとなすのあんかけ（101ページ）
みぞれ汁（68ページ）

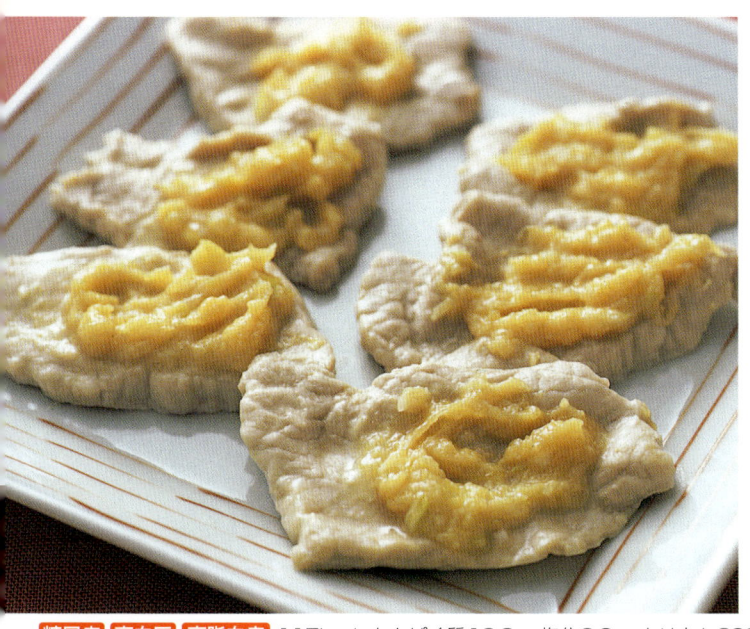

コツ…！
塩分セーブ

ねぎみその強い味を表面に

ねぎをたっぷり入れたみそは味も香りも刺激的。肉は味つけなしでも、ねぎみそが舌に直接触れると味を強く感じ、濃い味好みの人も満足感充分です。

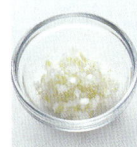

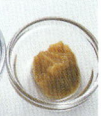

糖尿病 **高血圧** **高脂血症** 117kcal　たんぱく質 16.3g　塩分 0.8g　カリウム 300mg

免疫力を高める効果も見逃せない一皿
豚肉のねぎみそ焼き

❶豚肉は厚みを半分に切り、ところどころ切り目を入れ、アルミ箔を敷いた耐熱皿に並べて酒をふり、魚焼きグリルまたはオーブントースターで焼く。途中で裏返し、中まで火を通す。
❷ a を混ぜ合わせ、①の肉にのせ、さらに1～2分焼く。

＊歯が弱い人の場合は、豚肩ロース薄切り肉を一口大に切って使うと食べやすい。

応用 薄切り鶏肉や、サワラ、開いたイワシなどの魚介でも。

【材料】1人分		糖尿病・高血圧・高脂血症	腎臓病
豚もも赤身切り身肉 （一口カツ用）		3枚(70g)	豚ロース薄切り肉 40g
酒		小さじ1	油小さじ1・酒は省く
a	ねぎのみじん切り	10g	←左に同じ
	みそ	小さじ1	←
	みりん	小さじ1/2	←

献立ヒント

糖尿病 **高血圧** **高脂血症**
かぼちゃとしめじのうす味煮（90ページ）
ひじきときゅうりの甘酢あえ（102ページ）

腎臓病
かぼちゃのレモン煮（37ページ）
キャベツのごまあえ（94ページ）

腎臓病の場合 ここを変えて

豚ロース薄切り肉を一口大に切って両面を油で焼き、その上に a をのせてさっと蒸し焼きにします。

164kcal　たんぱく質 8.5g　塩分 0.8g　カリウム 165mg

大きいおかず［主菜］魚介・肉

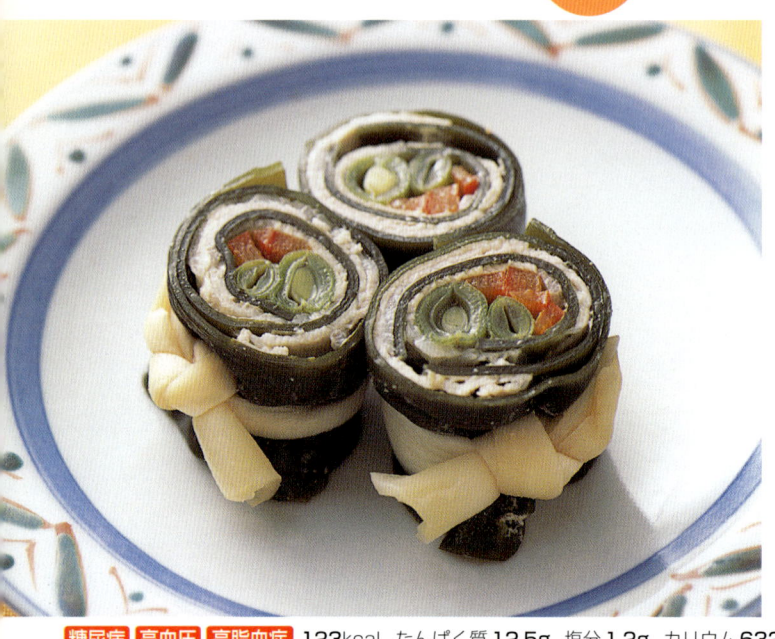

コツ…！ エネルギーセーブ

野菜とこんぶで豊かに演出

肉の中には野菜、外にはこんぶを巻けば、見た目も豪華で食べごたえもあるひと皿に。生活習慣病の予防に欠かせない食物繊維も多くとれます。

[糖尿病][高血圧][高脂血症] 123kcal　たんぱく質 12.5g　塩分 1.2g　カリウム 632mg

薄手の早煮こんぶを使えば20分でやわらかに
豚肉と野菜のこんぶ巻き

❶ こんぶは1㌃の水につけてもどす。
❷ さやいんげんはさっとゆで、赤ピーマンは細く切る。
❸ かんぴょうは塩でもんで洗う。
❹ こんぶを縦長に置いて肉を縦に並べ、②をのせてくるくると巻き、かんぴょうで3ヵ所を結ぶ。
❺ なべに①のもどし汁と調味料、④を入れ、紙ぶたをして20分ほど煮る。
❻ 3切れに切って器に盛る。

【材料】1人分	糖尿病・高血圧・高脂血症	腎臓病
		豚肉の野菜巻き焼き
豚もも薄切り肉	50g	←左に同じ
さやいんげん	2〜3本	←
赤ピーマン	小1/3個	←
早煮こんぶ	15cm	こんぶは省く
かんぴょう（乾）	10cm×3本	かんぴょうは省く
しょうゆ・みりん・酒	各小さじ1	各小さじ1
		油…小さじ1
		レタス…1枚（30g）

献立ヒント！

[糖尿病][高血圧][高脂血症]
ブロッコリーのとろろかけ（91ページ）
豆乳汁（68ページ）

[腎臓病]
大根とにんじんのいためなます 2/3量（95ページ）
桃の缶詰め 50g

腎臓病の場合 ここを変えて

豚肉の野菜巻き焼き

こんぶはカリウムが多いので、使わない調理法で。肉で野菜を巻き、油で表面を焼いてから調味料と水少量を加えて煮からめ、食べやすく切り、ゆでたレタスのせん切りを敷いた器に盛ります。

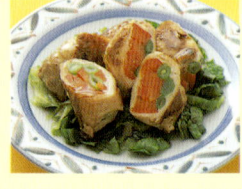

152kcal　たんぱく質 12.1g　塩分 0.9g　カリウム 382mg

コツ…！
エネルギーセーブ
野菜としらたきでたっぷり感を

糖尿病などで食欲旺盛な人には、野菜類でかさを増やすくふうは欠かせません。こんにゃくの仲間のしらたきも、エネルギーがわずかで、よい増量剤です。ただし、味を濃くしないように注意を。

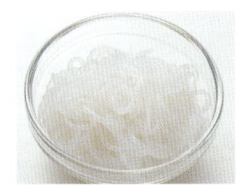

|糖尿病|高血圧|高脂血症| 183kcal　たんぱく質 16.2g　塩分 2.0g　カリウム 561mg

この一皿で、野菜もたくさんとれて栄養充実

牛肉のすき煮

❶ 牛肉は一口大に切る。
❷ 白菜の葉はざく切り、軸は繊維に直角に一口大のそぎ切りにする。春菊は3cm長さに切る。
❸ しらたきは下ゆでし、5cmに切る。
❹ なべにaを煮立て、肉、白菜の軸としらたき、白菜の葉の順に加えて煮る。やわらかく煮えたら春菊を加えて混ぜ、卵をといてまわしかけ、ふたをしてさっと煮る。

【材料】1人分		糖尿病・高血圧・高脂血症	腎臓病
牛もも薄切り肉		50g	40g
白菜		70g	50g
しらたき		20g	太はるさめ（乾）10g
春菊（葉の部分）		30g	20g
a	だし	1/4ｶｯﾌﾟ	←左に同じ
	しょうゆ・酒	各小さじ2	各大さじ1/2
	砂糖	小さじ1	大さじ1/2
卵		1/2個	卵は省く 油小さじ1

献立ヒント

|糖尿病|高血圧|高脂血症|
さつま芋のりんごジュース煮 1/2量（100ページ）
カリフラワーのカレー風味漬け（67ページ）

|腎臓病|
オクラのわさび漬けあえ（92ページ）
りんごのはちみつ煮（71ページ）

腎臓病の場合　ここを変えて

しらたきのかわりに、エネルギー源となるはるさめを使います。はるさめはゆでて水にとり、5cm長さに。同じ湯で白菜と春菊もゆでてカリウムを減らします。肉を油でいためてからaと野菜を加えて煮ます。卵は使いません。

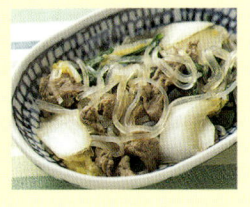

189kcal　たんぱく質 10.2g　塩分 1.4g　カリウム 322mg

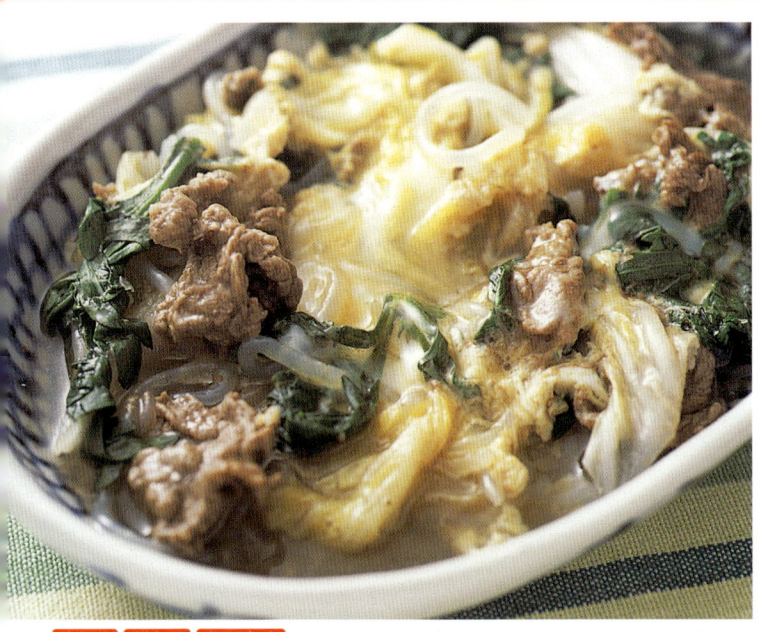

大きいおかず［主菜］ 大豆製品・卵

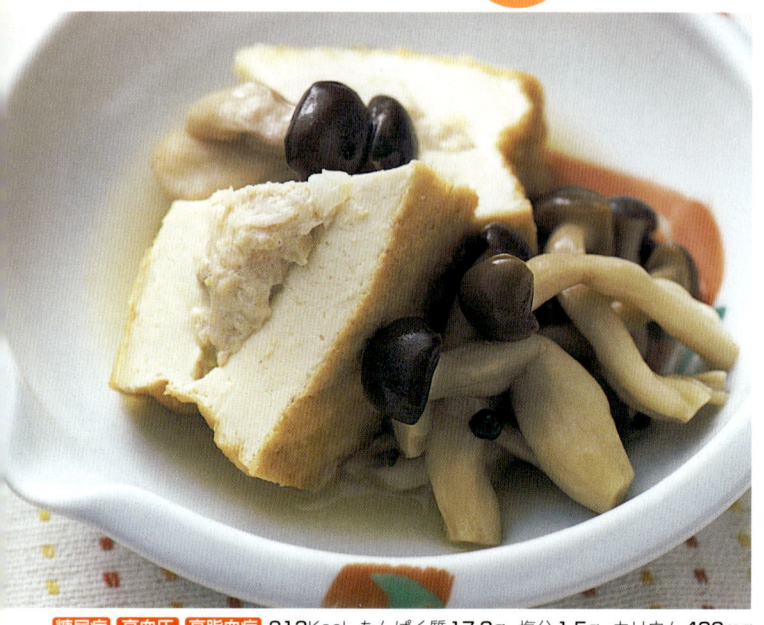

コツ…！
エネルギーセーブ

少しのひき肉で大きな一皿に

単独では主菜になりにくい厚揚げと鶏ひき肉も、組み合わせにすると、実際のエネルギー以上に食べごたえ豊かな一品になり、アミノ酸価もよくなります。食物繊維豊富なきのこもたっぷり添えて。

糖尿病 高血圧 高脂血症　213Kcal　たんぱく質 17.3g　塩分 1.5g　カリウム 432mg

経済的で栄養もボリュームも文句なし
厚揚げの肉詰め煮

❶厚揚げは熱湯をかけて油抜きし、切り口に深く切り込みを入れる。
❷ひき肉にaを加えて練り混ぜ、①の切り込みに詰める。
❸なべでbを煮立てて②を並べ、紙ぶたをして弱めの中火で7～8分煮、しめじを加えてさらに4～5分、煮汁が少なくなるまで煮る。
❹半分に切って器に盛り、しめじを添え、煮汁をかける。

【材料】1人分		糖尿病・高血圧・高脂血症	腎臓病
			厚揚げとはるさめのそぼろ煮
厚揚げ		80g	50g
鶏ひき肉		30g	20g
a	ねぎ・しょうが(各みじん切り)	各少量	←左に同じ
	かたくり粉	小さじ1/3	かたくり粉は省く
しめじ		8～10本	さやえんどう5枚
			はるさめ(乾)10g
			油…小さじ1/2
b	だし	1/2カップ	←左に同じ
	しょうゆ・酒	各大さじ1/2	小さじ1
	砂糖	小さじ1/2	小さじ1

献立ヒント

糖尿病 高血圧 高脂血症
青梗菜のたたき梅あえ (92ページ)
1/2カップみそ汁 (玉ねぎで・69ページ)

腎臓病
にんじんとりんごの甘煮 (91ページ)
かぶのゆかり漬け (67ページ)
ねぎとはるさめのスープ (37ページ)

腎臓病の場合 ここを変えて

厚揚げとはるさめのそぼろ煮
ねぎ、しょうがとひき肉を油でいため、色紙切りにした厚揚げとbを加えて7～8分煮、小さく切ったさやえんどうと、ゆでて食べやすく切ったはるさめを加えて、汁けを吸わせるように煮ます。

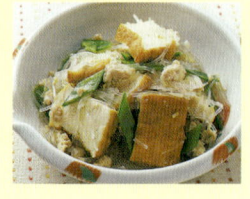

193Kcal　たんぱく質 11.1g　塩分 1.0g　カリウム 211mg

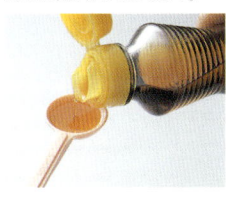

糖尿病 高血圧 高脂血症 101Kcal たんぱく質5.3g 塩分1.2g カリウム275mg

ひと皿で約100gの野菜類がとれて、生活習慣病の改善に絶好

豆腐と野菜のチャンプルー

❶豆腐は皿にのせて自然に水きりし、1cm厚さの色紙形に切る。
❷キャベツは一口大に切る。
❸小松菜は3cm長さに切り、にんじんは薄い半月切りにする。沸騰湯でにんじん、小松菜の順にゆで、小松菜は水にとり、絞る。
❹フライパンに油を熱して②ともやし、しめじ、③の順に加えていため、最後に豆腐を加えて大きく混ぜ、aをかけてあおりいためる。

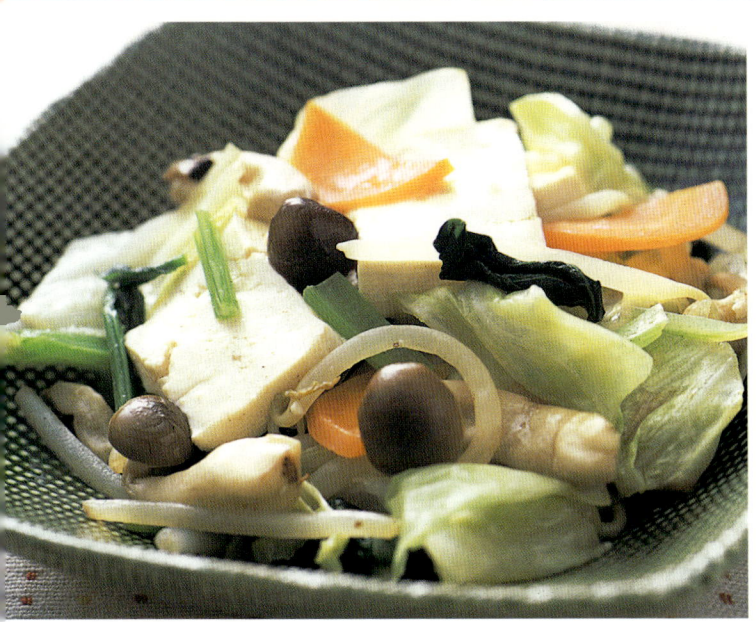

コツ…！ 塩分セーブ

ごま油で風味を

チャンプルーは、あればごま油でいためると、塩けは控えめでも風味とコクが加わります。野菜は冷蔵庫の残り野菜でよいのですが、なるべく緑黄色野菜を1/3ほど組み合わせましょう。

【材料】1人分	糖尿病・高血圧・高脂血症	腎臓病
もめん豆腐	50g	←左に同じ
キャベツ・もやし	各30g	←
小松菜	20g	←
にんじん	10g	←
しめじ	3〜4本	←
ごま油またはサラダ油	小さじ1	小さじ2
a しょうゆ・砂糖	各小さじ1/2	←左に同じ
塩	0.8g (ミニ2/3)	

献立ヒント！

糖尿病 高血圧 高脂血症
長芋とオクラのサケフレークあえ (100ページ)
かきたま汁 (腎臓病向け・85ページ)

腎臓病
長芋とオクラのサケフレークあえ 1/2量 (100ページ)
かきたま汁 (腎臓病向け・85ページ)

腎臓病の場合 ここを変えて

野菜や豆腐の量は変わりませんが、にんじんと小松菜のほかにもやしもゆでて、カリウムを減らして使いましょう。いためる油は小さじ2に増やします。

138Kcal たんぱく質5.1g 塩分1.2g カリウム257mg

大きいおかず ［主菜］ 大豆製品・卵

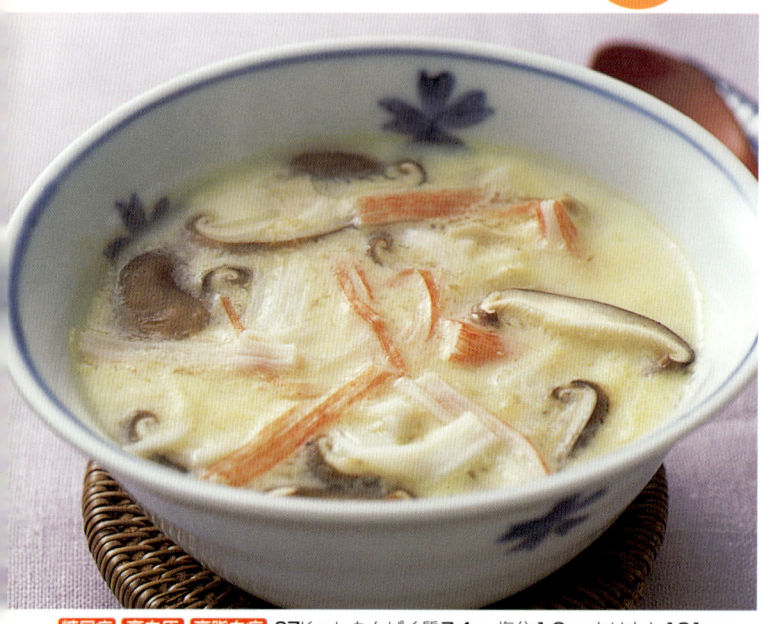

コツ…！
塩分セーブ＆食べやすさ

うま味のある具を散らして
具を全体に散らすと、卵液は低塩でもうま味充分。カニ風味かまぼこは細く裂けてやわらかいので、歯の弱い人にもおすすめです。

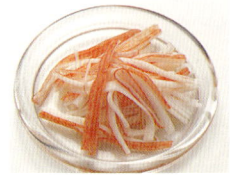

糖尿病 高血圧 高脂血症　67Kcal　たんぱく質7.4g　塩分1.2g　カリウム131mg

手近にある材料を具にして、いつものなべで蒸せばらくらく

じか蒸し茶わん蒸し

❶卵はほぐし、aをよく混ぜて加え、静かに混ぜ合わせる。

❷カニ風味かまぼこは細く裂き、しいたけは薄切りにし、ツナとともに蒸し茶わんに入れる。ここに卵液をこし網かざるを通して注ぎ入れる。

❸なべに蒸し茶わんを入れて、高さの1/3まで湯を張り、ふたをして強火で30秒蒸し、表面が白くなったら弱火にして10分ほど蒸す。竹串を刺してみて澄んだ液が上がればよい。

【材料】1人分		糖尿病・高血圧・高脂血症	腎臓病
卵		大1/2個	←左に同じ
a	だし	1/2カップ強(120ml)	←
	塩	0.6g(ミニ1/2)	←
	しょうゆ	少量	←
カニ風味かまぼこ		小1本	←
生しいたけ		1枚	←
ツナ（ノンオイル缶詰め）		10g	←

献立ヒント！

糖尿病 高血圧 高脂血症
キャベツのお好み焼き風 (93ページ)
かぼちゃの小倉煮 (85ページ)
りんご50g

腎臓病
こんにゃくとなすのあんかけ (101ページ)
かぼちゃの小倉煮 (85ページ)
りんご50g

腎臓病の場合　ここを変えて

茶わん蒸しは一般に、たんぱく質もカリウム、塩分もそれほど高くない料理です。主菜とする場合はこのままでよいでしょう。汁物的に添えるような場合には、2/3量にします。

67Kcal　たんぱく質7.4g　塩分1.2g　カリウム131mg

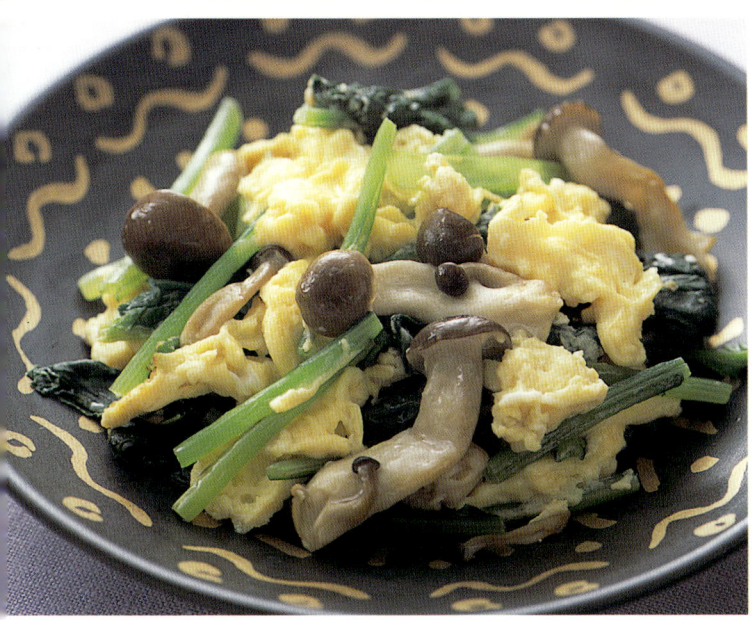

コツ…！
エネルギーセーブ

卵と野菜、それぞれ少量の油でいためて

卵はふわっとやわらかく、野菜は色よくしんなりと、別々にいためて最後に味つけすると、少ない油でもきれいに仕上がり、酢を少し加えることで、味がすっきりとまとまります。

糖尿病 高血圧 高脂血症 141Kcal たんぱく質8.5g 塩分1.1g カリウム421mg

ササッと作れて栄養バランス上々
いり卵と野菜の酢じょうゆいため

❶卵はときほぐし、小松菜は3cm長さに切る。
❷フッ素樹脂加工のフライパンに半量の油を熱して卵を入れ、大きく混ぜてやわらかいいり卵にし、とり出す。
❸続いて残りの油を熱して小松菜としめじをいため、しんなりしたら卵をもどし入れてaをかけ、手早くあおりいためて器に盛る。

【材料】1人分	糖尿病・高血圧・高脂血症	腎臓病
卵*	1個	←左に同じ
小松菜	50g	さやえんどう8枚
しめじ	4〜5本	←左に同じ
油	小さじ1	小さじ2
a ┌ しょうゆ・酒	各小さじ1	各小さじ2/3
└ 酢	小さじ1/2	小さじ1/3

＊コレステロール摂取量を制限されている場合は、卵は半量にして、豆腐を組み合わせると安心。

献立ヒント

糖尿病 高血圧 高脂血症
豆腐のソテー わさびマヨネーズ（39ページ）
白菜とじゃこの煮浸し（97ページ）

腎臓病
里芋のパイナップルあえ 1/2量（98ページ）
白菜とじゃこの煮浸し 1/2量（97ページ）

腎臓病の場合 ここを変えて

カリウムをとりすぎないよう、小松菜のかわりにさやえんどうを使い、しめじもともにゆでてからいため、いり卵といため合わせて調味します。油は増やし、調味料は少し減らします。

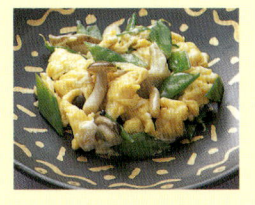

177Kcal たんぱく質8.6g 塩分0.8g カリウム195mg

おかず兼主食　めん・ごはん・パン

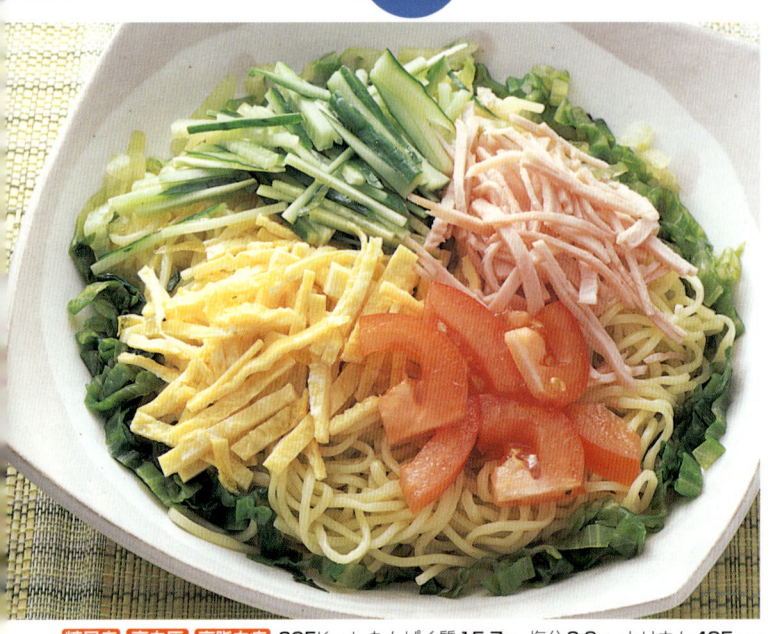

コツ…！ 塩分セーブ
手作りかけ汁とレタスで減塩

市販の冷やし中華のかけ汁は塩分が高いので、ぜひ手作りのマイルドかけ汁で。めんの量を少し控えて、かわりにゆでたレタスを敷くと、かけ汁がめんに吸われすぎてしまうこともなく、彩りもよくなります。

|糖尿病|高血圧|高脂血症| 395Kcal　たんぱく質 15.7g　塩分 2.8g　カリウム 405mg

きゅうりやハムはなるべく細く切るのが、食べやすさのポイント

冷やし中華

❶ ハムときゅうりは3～4cm長さの細切りに、トマトはいちょう切りに、レタスはさっとゆでて7～8mm幅に切る。
❷ 卵はといて酒を混ぜ、油をふき込んだフライパンで薄焼きにし、細く切る。
❸ aを混ぜ合わせてかけ汁を作る。
❹ めんはゆでて水洗いし、水けをよくきってごま油をまぶす。
❺ 器にレタスを敷いてめんをのせ、ハム、きゅうり、トマト、錦糸卵を彩りよくのせ、かけ汁をかける。

【材料】1人分		糖尿病・高血圧・高脂血症	腎臓病
生中華めん		2/3玉（90g）	←左に同じ
			はるさめ（乾）10g
ごま油		小さじ1/2	小さじ1
ロースハム		1枚（15g）	←左に同じ
レタス・きゅうり・トマト		各30g	レタスのみ省く
卵		1/3個	1/3個
酒・油		各少量	←左に同じ
a	水	1/4カップ	←左に同じ
	顆粒中華だし	少量	←
	しょうゆ	小さじ2	←
	酢・砂糖	各小さじ1	←
	ごま油	小さじ1/2	←

腎臓病の場合 ここを変えて

めんはたんぱく質をかなり含むので、はるさめで増量を。はるさめはゆでて水にとり、食べやすい長さに切ってめんに混ぜます。卵は1/3個にし、レタスは使いません。ごま油は2倍に。

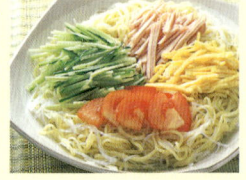

429Kcal　たんぱく質 14.3g　塩分 2.7g　カリウム 334mg

献立ヒント

|糖尿病|高血圧|高脂血症
豆乳汁（68ページ）

|腎臓病
ぶどう 50g

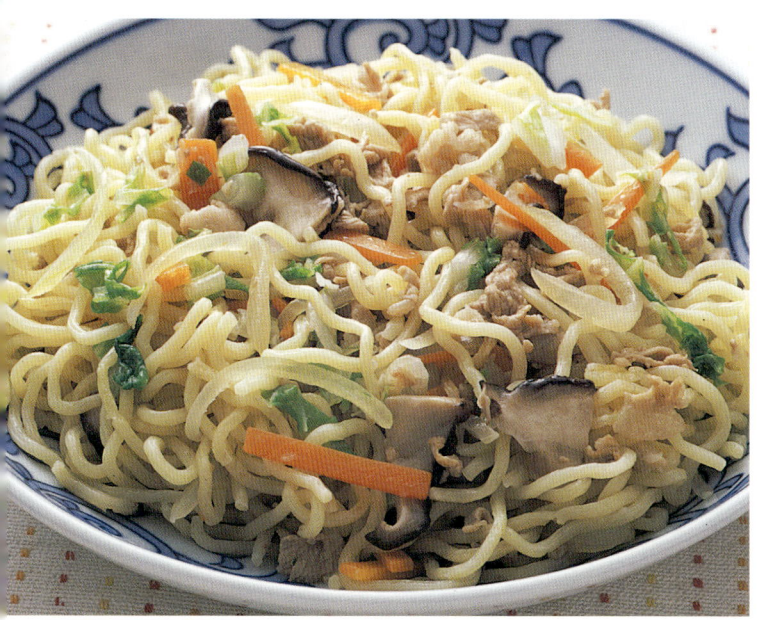

| 糖尿病 | 高血圧 | 高脂血症 | 377Kcal　たんぱく質 14.6g　塩分 2.2g　カリウム 463mg |

キャベツのかわりに白菜を使ってしょうゆ味で和風味に

焼きそば

❶ 豚肉は1cm角くらいに切る。
❷ 白菜の軸は短いせん切り、葉は2cm角くらいに切る。にんじんも短いせん切り、玉ねぎとしいたけは薄切りにする。しいたけ以外の野菜は、さっとゆでる。
❸ めんは熱湯をかけてほぐし、湯をきる。
❹ フライパンに油を熱して肉、野菜類の順に加えていため、めんを加えてよくいため合わせ、aで調味する。

コツ…!
エネルギーセーブ＆食べやすさ

下ゆでと湯通しでふんわり仕上げ

野菜は小さく切ってゆで、めんは湯に通してほぐしてからいためると、少量の油でもいためやすく、2/3玉のめんでも野菜とよくなじんでふんわりと豊かに見え、かむ力の弱った人にも食べやすくなります。

【材料】1人分		糖尿病・高血圧・高脂血症	腎臓病
			焼きうどん
蒸し中華めん		2/3玉(110g)	ゆでうどん200g
豚肩ロース薄切り肉(脂身は除く)		40g	←左に同じ
白菜		60g	40g
玉ねぎ		20g	←左に同じ
にんじん		10g	←
生しいたけ		1枚	←
油		小さじ1	大さじ1
a	しょうゆ	小さじ1	←左に同じ
	塩	0.8g(ミニ2/3)	←
	こしょう	少量	←

献立ヒント

| 糖尿病 | 高血圧 | 高脂血症 |

にんじんとセロリのフルーツジュース漬け (66ページ)
すりごま汁 (69ページ)

| 腎臓病 |

かぼちゃのヨーグルトソース 1/2量 (90ページ)
みかんの缶詰め 50g

腎臓病の場合 ここを変えて

焼きうどん

中華めん2/3玉をゆでうどん200gに変えると、たんぱく質やカリウムを若干減らせます。白菜は2/3量に減らし、いためる油は大さじ1に増やします。

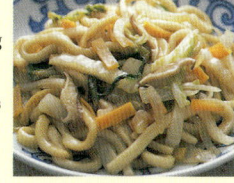

434Kcal　たんぱく質 13.7g　塩分 2.3g　カリウム 340mg

おかず兼主食 めん・ごはん・パン

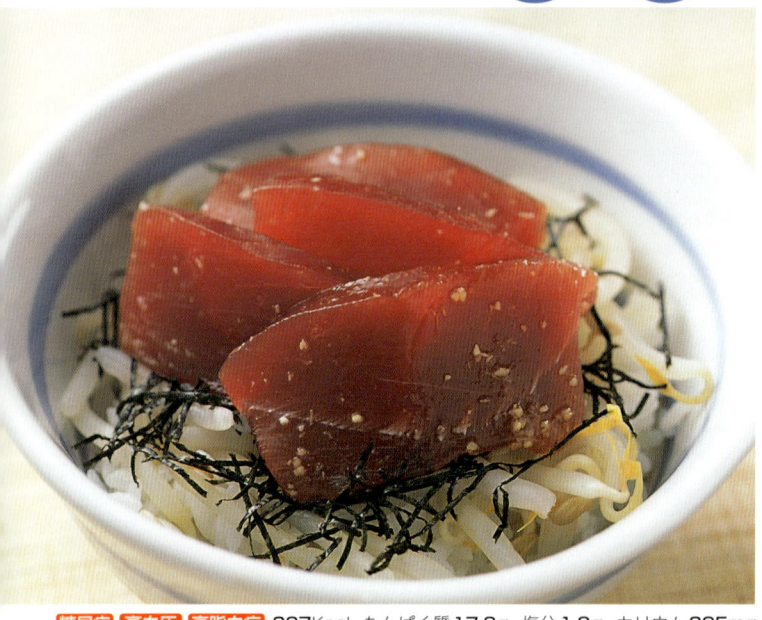

コツ…！ 塩分セーブ

マグロは味をからめてのせて

刺し身にしょうゆをつけながら食べると、人によってはどっぷりつけてしまうので、初めからわさびじょうゆをまぶしてのせる形に。このほうが食べやすい人も多いでしょう。

[糖尿病] [高血圧] [高脂血症] 327Kcal　たんぱく質17.8g　塩分1.8g　カリウム325mg

高齢のかたに人気いちばんの一品。野菜もいっしょにのせて

鉄火丼

❶温かいごはんにaの合わせ酢をかけて混ぜ、すし飯を作る。
❷マグロは5mm厚さに切ってbをからめる。
❸もやしはゆでて、ざるにあげてさます。
❹小ぶりの丼にすし飯を盛り、もやしを平らにのせてのりを散らし、マグロをのせる。
＊歯の弱い人はもやしは省く。腎臓病の場合のようにたたき丼にしても。

【材料】1人分		糖尿病・高血圧・高脂血症	腎臓病
			マグロのたたき丼
ごはん		150g	180g
a	酢	小さじ2	←左に同じ
	砂糖	小さじ1/2	←
	塩	0.8g	←
マグロ赤身刺し身		60g	40g
b	しょうゆ	小さじ1	すりごま小さじ1
	わさび	少量	油小さじ2/3
もやし		30g	もやしは省く
刻みのり		少量	刻みのり・わさび各少量
			小ねぎの小口切り少量
			しょうゆ小さじ2/3

献立ヒント

[糖尿病] [高血圧] [高脂血症]
のっぺい汁 2/3量（98ページ）
甘煮豆のフルーツあえ（71ページ）

[腎臓病]
小松菜のからしあえ（25ページ）
さつま芋茶きん（33ページ）
ねぎとはるさめのスープ（37ページ）

腎臓病の場合 ここを変えて

マグロのたたき丼

マグロは包丁でよくたたき、油とすりごまを混ぜ、すしめしにのせてのりと小ねぎの小口切りを散らし、わさびを添えてしょうゆをかけます。すし飯のごはんの量は180gで。

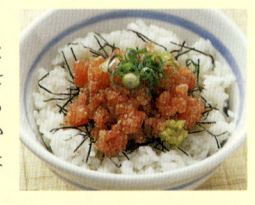

391Kcal　たんぱく質14.1g　塩分1.4g　カリウム260mg

コツ…!
エネルギーセーブ＆食べやすさ

ソフトなごく薄切りパンで

焼きたてのソフトなパンを使えば、マヨネーズを具に使わなくてもしっとりとして食べやすく、エネルギーもとりすぎずにすみます。パンに塩分があるので、塩をふる習慣はやめましょう。

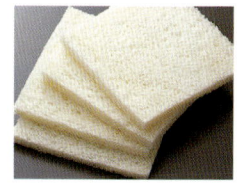

糖尿病 高血圧 高脂血症　305Kcal　たんぱく質 12.8g　塩分 1.8g　カリウム 230mg

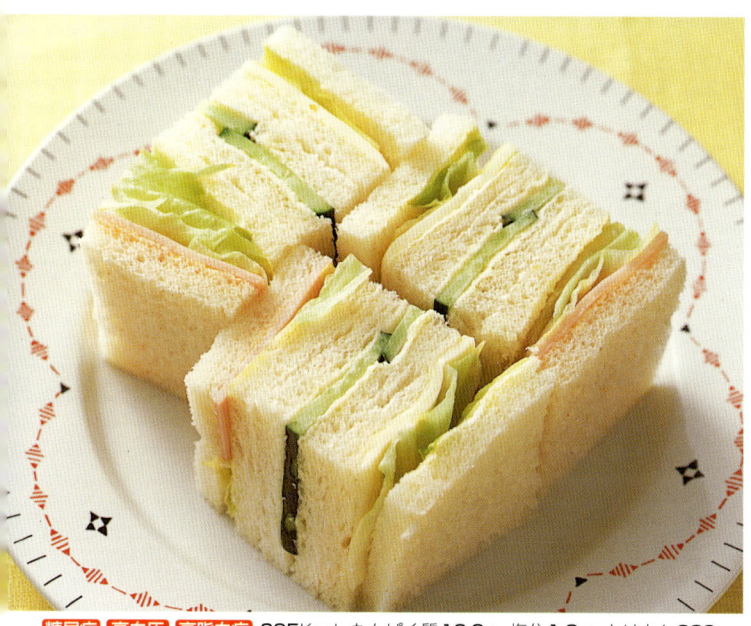

だれにも喜ばれるのは、薄いパンとシンプルな具
サンドイッチ

❶ パンの片面にバターを塗り、1組にはハムと半量のレタス、もう1組にはチーズと半量のレタス、もう1組にはきゅうりをはさみ、軽く押さえて落ち着かせる。
❷ 食べやすく切って器に盛る。

＊歯の弱い人には、レタスは短いせん切りにして塩少量でもんで洗い、マヨネーズ少量であえてはさむ。ハムも短いせん切りに。

応用　具は、いり卵、トマト、ノンオイルツナなども食べやすい。

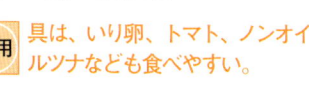

【材料】1人分	糖尿病・高血圧・高脂血症	腎臓病
サンドイッチ用薄切り耳なし食パン	6枚	クロワッサン2個(60g)
バター	大さじ1/2	マヨネーズ小さじ1
ロースハム	1枚	←左に同じ
スライスチーズ	1枚	←
レタス	2枚	1枚
きゅうり(縦薄切り)	20g	←左に同じ

献立ヒント

糖尿病 高血圧 高脂血症
なすとミニトマトのホイル焼き 2/3量 (96ページ)
ミルクティー (牛乳 3/4ｶｯﾌﾟ　紅茶 1/4ｶｯﾌﾟ　砂糖小さじ1)

腎臓病
シンプルポテトサラダ 2/3量 (99ページ)
ミニトマト3個
ミルクティー (牛乳 1/3ｶｯﾌﾟ　紅茶 2/3ｶｯﾌﾟ　砂糖小さじ1)

腎臓病の場合　ここを変えて

食パンのかわりに同じ重量のクロワッサンを使うと、エネルギーを1.7倍多くとることができ、たんぱく質はやや減らせます。厚みに切り込みを入れてマヨネーズを塗り、具をはさみます。レタスは1枚に。

395Kcal　たんぱく質 12.0g　塩分 1.7g　カリウム 185mg

もう1品ほしいときに
うす塩&かんたん即席漬け

「ごはんには漬け物がほしい…」というお年寄りは多いもの。でも、市販の漬け物は塩分が高いのが気になります。そこで手作りの即席漬けを。いろいろな香りや酸味をプラスすることで、思いがけない新鮮な一品が生まれます。

※かぶのゆかり漬け以外は2～3回分の分量です。ご注意ください。

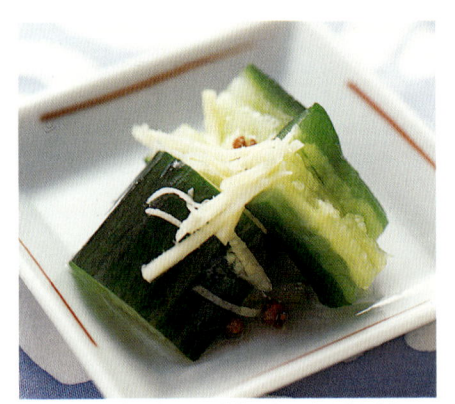

5kcal　たんぱく質0.3g　塩分0.3g　カリウム69mg
（⅓量の場合）

残り野菜のむだなし活用にもなる
きゅうりのたたき漬け

【材料】2～3回分

きゅうり	1本
a ┌ 水	½カップ
├ 塩	1.5g（小さじ¼）
├ しょうがのせん切り	1かけ分
└ 粒ざんしょう	小さじ1

❶きゅうりはすりこ木かあきびんで軽くたたいてひびを入れ、一口大の棒状に切り、びんなどに入れる。
❷aをなべに合わせて煮立て、熱いうちに①に注ぎ、漬け込む。浅漬けで20分くらいおけば食べられ、冷蔵庫で2～3日はもつ。

応用 大根、にんじん、長芋なども合う。長芋は軽くたたいてから棒状に切るとよい。ただし、長芋は腎臓病の人は控えめに。

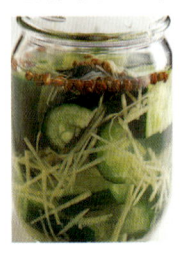

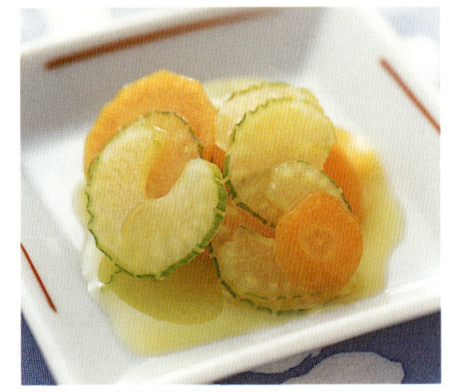

21kcal　たんぱく質0.5g　塩分0.1g　カリウム170mg
（⅓量の場合）

さわやかな香りのピクルス風漬け物
にんじんとセロリのフルーツジュース漬け

【材料】2～3回分

にんじん	50g
セロリ	50g
塩	0.8g（ミニ⅔）
オレンジジュースまたはりんごジュース（果汁100％のもの）	½カップ

❶にんじんとセロリは薄い輪切りにし、塩をまぶしてもみ、しんなりしたら洗って水けをよくきる。
❷びんなどに入れ、ジュースを注いで漬け込む。浅漬けで30分くらいおけば食べられ、冷蔵庫で2～3日はもつ。

応用 きゅうり、かぶ、大根なども合う。薄切りにしてつける。腎臓病の人にはきゅうりや大根やにんじんがよい。

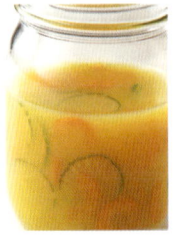

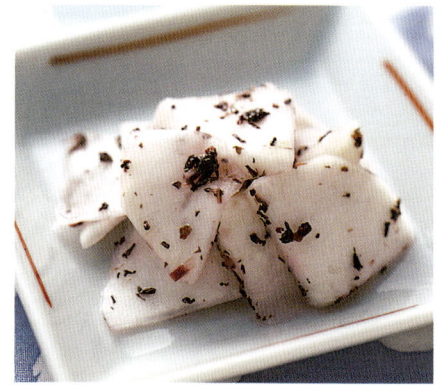

10kcal　たんぱく質0.2g　塩分0.2g　カリウム75mg

酸味好きの人に特におすすめ
ミニトマトの酢漬け

【材料】2〜3回分

ミニトマト		6個
a	りんご酢	½カップ
	白ワイン・みりん	各小さじ1
	塩	1.5g（小さじ¼）
	こしょう	少量

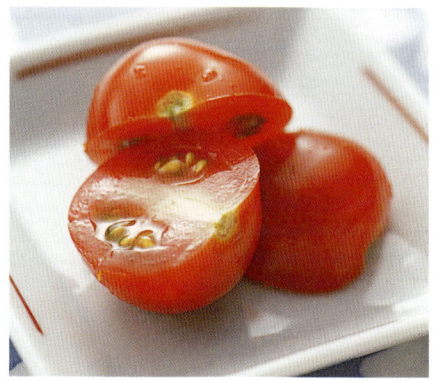

12kcal　たんぱく質0.2g　塩分0.2g　カリウム65mg
（⅓量の場合）

❶ミニトマトは竹串でプツプツと穴をあける。
❷びんなどに入れ、aを注いで漬け込む。浅漬けで20分くらいおけば食べられ、冷蔵庫で2〜3日くらいもつ。

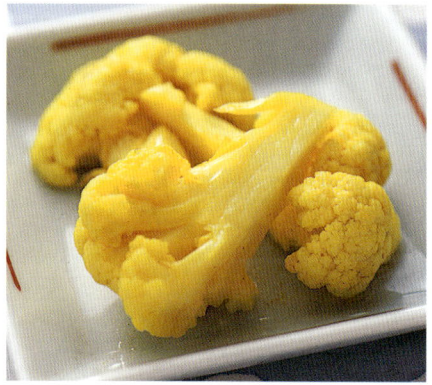

かぶは歯の弱い人でも食べやすい
かぶのゆかり漬け

【材料】1人分

かぶ	½個
ゆかり（梅漬けの赤じその乾燥粉末）	小さじ¼
みりん	小さじ¼

❶かぶは薄いいちょう切りにし、ゆかりとみりんをまぶしておく。20分くらいおいたほうが、色も味もよくなじむ。

応用　大根、セロリ、きゅうりなど。

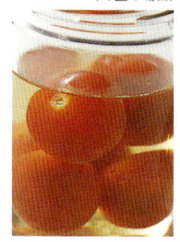

16kcal　たんぱく質1.1g　塩分0.3g　カリウム145mg
（⅓量の場合）

こりっとした歯ごたえが楽しい
カリフラワーのカレー風味漬け

【材料】2〜3回分

カリフラワー		100g
a	酢・水	各⅓カップ
	塩	2g（小さじ⅓）
	カレー粉	小さじ½強
	こしょう	少量

❶カリフラワーは小房に分けてよく洗い、水けをきってびんなどに入れる。
❷aをなべで煮立て、熱いうちに①に注ぎ、漬け込む。浅漬けで30分おけば食べられ、冷蔵庫で1週間ほどもつ。

＊歯が弱い人の場合には、カリフラワーをさっとゆでて漬け、薄く切って盛るとよい。カリウムが多いので腎臓病の人は注意を。

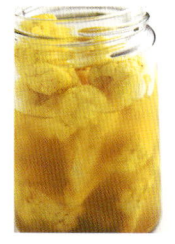

もう1品ほしいときに

「注ぐだけ」の½カップ汁物

汁物がほしいと言われるけれど、塩分のとりすぎが気になるし、作る時間もあまりない……、というときにおすすめなのが、「小鉢で½カップ」の即席汁物。手近な材料を組み合わせたユニークな一杯をご紹介します。

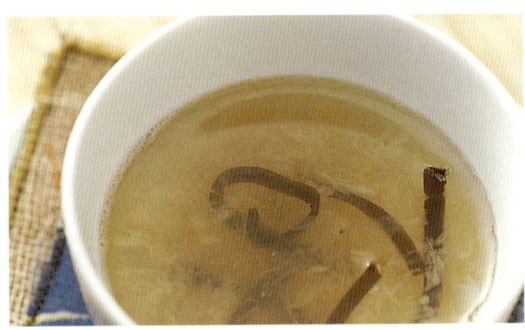

かぜ予防や食欲増進にもよい一杯
みぞれ汁

【材料】1人分

おろし大根	大さじ2
塩こんぶ（細切り）	3g
熱湯	½カップ

おろし大根と塩こんぶを器に入れて熱湯を注ぐ。こんぶがふやけたらよく混ぜて飲む。

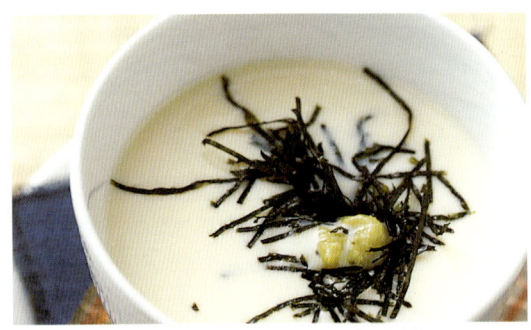

9kcal　たんぱく質0.6g　塩分0.5g　カリウム123mg

塩分ゼロで栄養豊かな和風クイックポタージュ
豆乳汁

【材料】1人分

豆乳	½カップ
焼きのりのせん切り・わさび	各少量

豆乳は、なべまたは電子レンジで温めて器に入れ、のりとわさびをのせる。

＊たんぱく質もカリウムも多いので、腎臓病の人は組み合わせる料理に注意を。

51kcal　たんぱく質4.0g　塩分0.0g　カリウム213mg

しょうが汁で味を引きしめるのがポイント
きな粉汁

【材料】1人分

きな粉	大さじ1
しょうが汁	少量
熱湯	½カップ

きな粉としょうが汁を器に入れて熱湯を注ぐ。

＊たんぱく質もカリウムも多いので、腎臓病の人は組み合わせる料理に注意を。

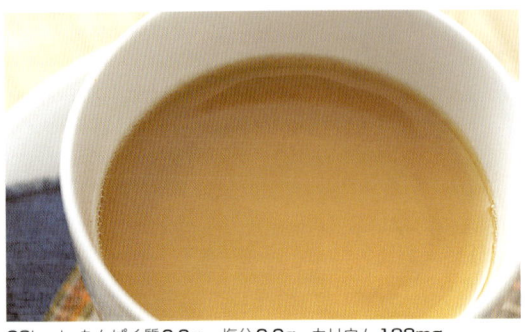

28kcal　たんぱく質2.2g　塩分0.0g　カリウム128mg

すりごま汁
ふりかけのうま味をだしに活用

【材料】1人分
- すり白ごま ……………………………… 大さじ1
- おかかふりかけ（市販品） ……… 小さじ1弱（2g）
- 熱湯 ……………………………………… ½カップ

すりごまとふりかけを器に入れて熱湯を注ぐ。

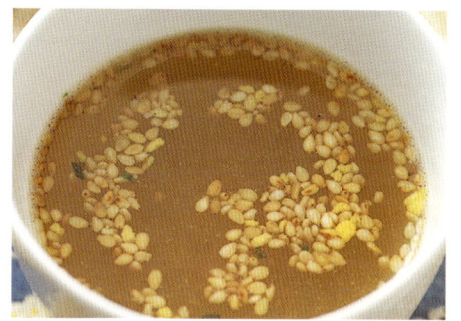

44kcal　たんぱく質2.1g　塩分0.2g　カリウム25mg

青のり汁
冷蔵庫のすみで眠りかけた材料を主役に

【材料】1人分
- 青のり …………………………………… 大さじ⅔
- こんぶ茶 ………………………………… 小さじ⅕
- 熱湯 ……………………………………… ½カップ

青のりとこんぶ茶を器に入れて熱湯を注ぐ。

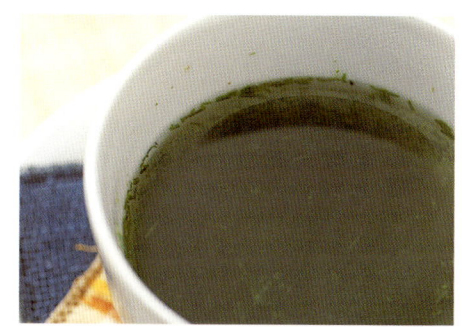

4kcal　たんぱく質0.4g　塩分0.6g　カリウム13mg

½カップ汁物でおいしく減塩

おわん1杯のみそ汁やすまし汁の塩分は1g以上。食事のたびに添えると、1日の摂取塩分が10gを超えてしまいます。でも、汁物はひと口でもあると食事がのどを通りやすい、という人も多いでしょう。そこでおすすめしたいのが、½カップ汁物です。

●器はそばちょくなどを活用して
汁物の汁の量は1人分¾カップが標準ですが、これを½カップにします。器はそばちょくや小鉢を活用して。これなら1杯の塩分を1g以下におさえることができます。ただし、みそ汁はやはり1日1杯、多くても2杯までが無難。ここに紹介するようなうす塩の汁物も組み合わせましょう。

●吸い口や牛乳でさらに減塩
汁物は吸い口に香りの材料を添えると、うす味でも美味。ねぎ、木の芽、ゆず、しょうが汁、七味とうがらし、粉ざんしょうなどを。
また、みそ汁やスープに牛乳や豆乳を加えると、さらに減塩できます。½カップみそ汁の場合、だしの半量を牛乳にするとみそは小さじ⅔でOK。1杯の塩分は0.5gに。

½カップみそ汁の分量（1人分）
- だし ½カップ
- みそ 小さじ1（6g）
- 具（豆腐、野菜など）30g前後

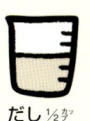

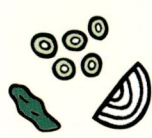

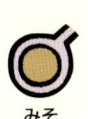

＊汁のみで1杯 15kcal　たんぱく質1.3g　塩分0.8g　カリウム49mg

½カップすまし汁の分量（1人分）
- だし ½カップ
- 塩 ミニ⅓（0.4g）
- しょうゆ ミニ1（1.2g）
- 具（豆腐、野菜など）30g前後

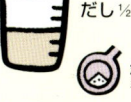

＊汁のみで1杯 4kcal　たんぱく質0.6　塩分0.7g　カリウム31mg

もう1品ほしいときに
ヘルシーひと口デザート

砂糖のとりすぎは血糖値を上昇させてしまいますが、甘党の人にあまり厳しく制限すると、ストレスがたまって「隠れ食い」を招くことにも。たまにはほんのり甘いデザートを添えると、食後の満足感が高まり、心も落ち着きます。

※シャーベットは4回分の分量です。

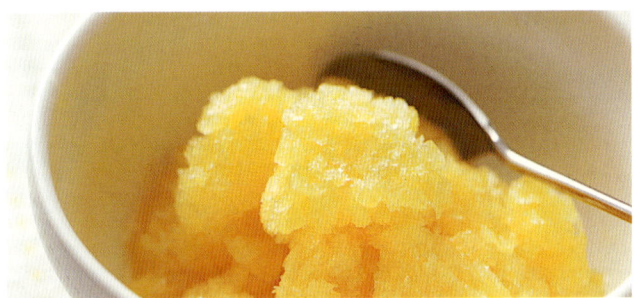

多めに凍らせておけばいつでも楽しめる
黄桃シャーベット

【材料】4回分

黄桃（缶詰め）	缶汁含めて300g
レモン汁	小さじ½

63kcal　たんぱく質0.3g　塩分0.0g　カリウム61mg　(¼量の場合)

❶ミキサーに黄桃を缶汁ごと入れ、レモン汁を加えて、どろりとした状態に攪拌する。
❷ふたつきの容器（あれば金属性がよい）に入れ、冷凍庫に入れて凍らせる。凍りかけたころに1度かき混ぜるとよい。
❸スプーンで薄くかきとるようにして器に盛る。

ちょっとおしゃれな箸休め
甘酢大根のプラム巻き

【材料】1人分

大根	薄い輪切り2枚
a ┌ 酢	大さじ1
├ 砂糖	小さじ⅓
└ 塩	少量
干しプラム	2個

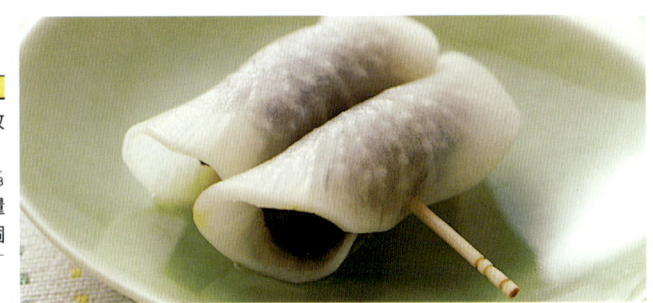

42kcal　たんぱく質0.4g　塩分0.1g　カリウム114mg

❶大根はaを合わせた甘酢にしんなりするまで漬ける。
❷干しプラムはぬるま湯に浸してやわらかくもどす。
❸①の大根に干しプラムをのせてくるりと巻き、2個いっしょにつまようじに刺す。

甘煮豆のフルーツあえ
少しの甘煮豆が何倍も楽しいデザートに

【材料】1人分

甘煮豆（うずら豆など・市販品）
……………………………20g
キウイフルーツ …………30g
ガムシロップまたははちみつ
…………………………小さじ½

＊ガムシロップは、コーヒー用などに売られているもの。なければ、耐熱小鉢に砂糖小さじ1と水小さじ1を入れ、電子レンジで20秒ほど加熱する。

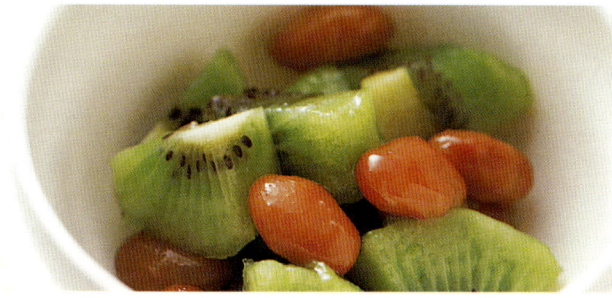

73kcal　たんぱく質1.6g　塩分0.1g　カリウム133mg

❶キウイフルーツは皮をむいて一口大に切り、うずら豆と合わせてシロップをかけてあえる。

りんごのはちみつ煮
残ったりんごですぐできて、ヨーグルトにのせてもおいしい

【材料】1人分

りんご（皮つき）…………50g
はちみつ ………………小さじ1
水 …………………………¼カップ

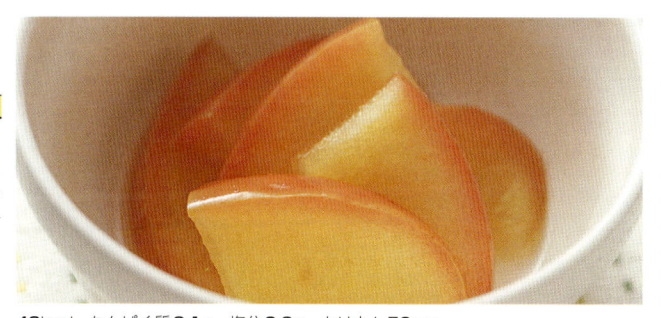

48kcal　たんぱく質0.1g　塩分0.0g　カリウム56mg

❶りんごは芯だけ除いて5mm厚さのいちょう切りにする。
❷なべに入れてはちみつと水を加えて火にかけ、沸騰後さっと煮て火から下ろし、そのまますまして味を含ませる。

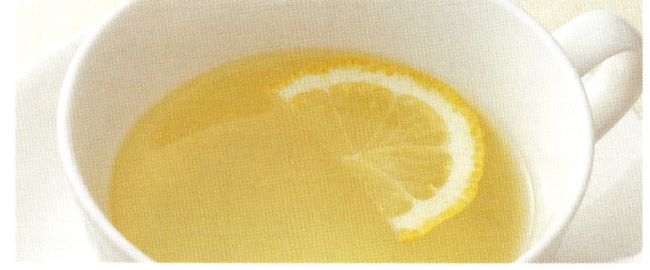

レモネード
やさしい甘さに心も体も温まる

【材料】1人分

はちみつ …………………大さじ1
レモン汁 …………………小さじ1
熱湯 ………………………½カップ
レモンの薄い半月切り………1枚

63kcal　たんぱく質0.1g　塩分0.0g　カリウム8mg

カップにはちみつとレモン汁を入れて熱湯を注ぎ、よく混ぜ、半月切りのレモンを浮かべる。

応用 ゆずやかぼすの搾り汁でもお試しを。腎臓病の人のエネルギー補給にも手軽に利用できる。

塩蔵品や煮豆、お菓子
気になる塩分やエネルギー

「しょっぱいものや甘い物は禁物！」──食事制限という言葉には、そんな厳しい制約のイメージがありますが、生活習慣病の人に食べてはいけない食品はありません。問題は、量と食生活全体のバランスです。高齢の人は、咀嚼機能や嗜好などの面で食べられるものの範囲が狭まっている場合もあるので、禁止食品を増やしすぎて食欲を落とさないよう、柔軟な対応も必要です。塩分やエネルギーの高い食品は、その数値を知って、状況に応じて「適量」を考えて、使いましょう。

● 加工品のエネルギー、塩分、たんぱく質、カリウム

	エネルギー(kcal)	塩分(g)	たんぱく質(g)	カリウム(mg)
イカの塩辛 10g	12	0.7	1.5	17
タラコ 20g	28	0.9	4.8	60
シラス干し大さじ1½(10g)	11	0.4	2.3	21
塩ザケ(辛口) 40g	80	0.7	9.0	128
マアジ開き干し1枚(130g・正味85g)	143	1.4	17.2	264
サンマみりん干し1枚(80g・正味68g)	278	2.4	16.3	252
アミのつくだ煮 10g	23	0.7	1.9	35
カツオの角煮 10g	22	0.4	3.1	29
サケフレーク 10g	38	0.4	2.4	不明
ちくわ小1本(30g)	36	0.6	3.7	29
ロースハム1枚(15g)	29	0.4	2.5	39
のりのつくだ煮 5g	4	0.3	0.7	8
梅干し1個(13g・正味10g)	3	2.2	0.1	44
梅干し(調味漬け)1個(20g・正味15g)	14	1.1	0.2	20
きゅうりのぬか漬け5切れ(30g)	8	1.6	0.5	183
白菜塩漬け 30g	5	0.7	0.4	6
たくあん漬け3切れ(20g)	13	0.9	0.2	28
甘煮豆(うずら豆) 30g	71	0.1	2.0	69
ゆであずき(缶詰め) 30g	65	0.1	1.3	48
あんパン小1個(80g)	224	0.6	6.3	62
黒かりんとう 30g	132	0	2.2	93
大福もち1個(110g)	259	0.1	5.3	51
串団子甘辛だれ1本(60g)	118	0.4	1.9	35
カステラ1切れ(50g)	160	0.1	3.1	40
ミルクチョコレート 10g	56	微量	0.7	44
アイスクリーム(普通脂肪) 50mℓ(20g)	36	0.1	0.8	38

＊サケフレークの数値は「あけぼのさけフレーク」の製品参照。

これなら安心
糖尿病・高血圧・高脂血症&腎臓病の人のための
ヘルシーな人気メニュー

おでんや天ぷら、おすし……。
高齢の人の好きな料理には、塩分やエネルギーの高いものも少なくありません。
でも、ひとくふうすればだいじょうぶ。食事制限が必要な人にも安心の、
人気メニューをお届けします。

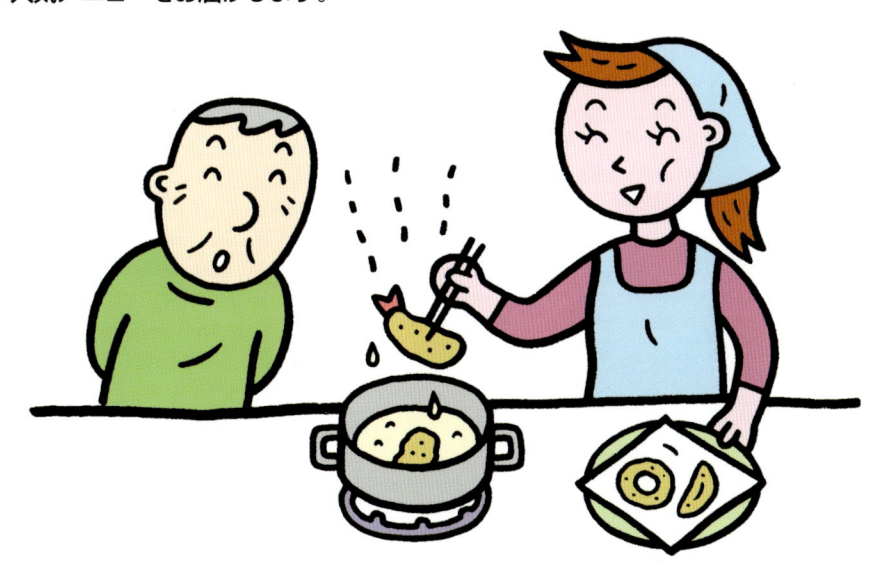

紹介する献立は、おおむね以下のような栄養価で整えてあります。

●糖尿病や高血圧、高脂血症の人向け
（エネルギーや塩分の制限を必要とする人）
400～450kcal
たんぱく質20g前後
塩分2g前後
コレステロール100mg以内

●腎臓病の人向け
（たんぱく質、塩分、カリウムの制限を必要とする人）
500kcal以上
たんぱく質15g前後
塩分2g前後
カリウム550mg前後

＊腎臓病用献立の穀物は、普通の穀物を使用しています。低たんぱく穀物（45ページ）を使用中なら、それに変えてください。
＊どの献立も、エネルギー量は必要に応じて穀物や油の量で調節を。
＊食事量は、医師や栄養士の指導に合わせて調整してください。

POINT ➡ 野菜、芋、こんぶを主役に上品なうす味で

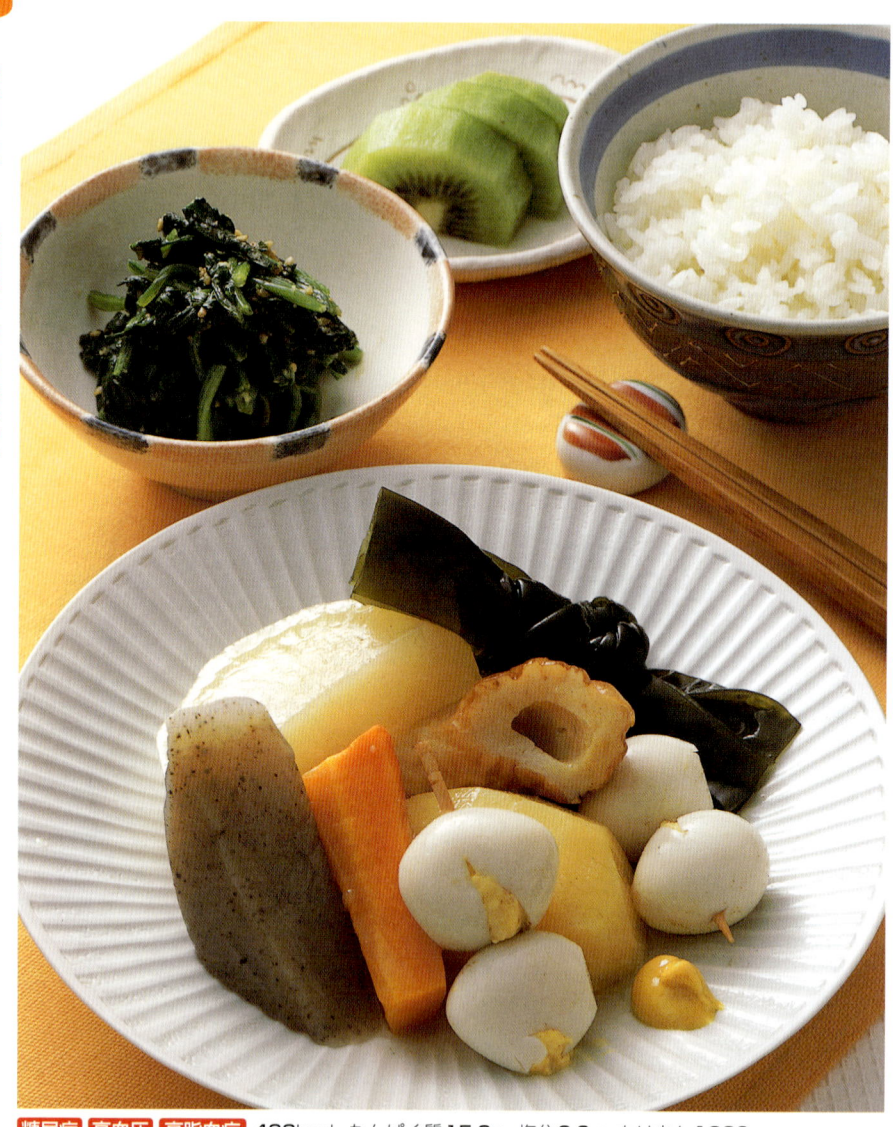

ボリュームおでんの献立

ボリュームおでん　ほうれん草のごまあえ　ごはん　キウイフルーツ

|糖尿病| |高血圧| |高脂血症| **433**kcal　たんぱく質 **15.2g**　塩分 **2.6g**　カリウム **1200mg**
（ごはん110g・キウイフルーツ½個）

コツ…！　塩分・エネルギーセーブ

魚介練り製品は1種類に。
さつま揚げやちくわは15gで約20kcal、塩分は約0.3gです。魚介練り製品はちくわだけにして、野菜類や卵で変化をつけましょう。

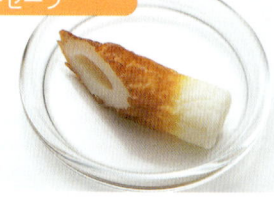

【材料】1人分	糖尿病・高血圧・高脂血症	腎臓病
ボリュームおでん		
大根	厚い半月切り1切れ(50g)	小1切れ(30g)
じゃが芋	小½個(50g)	小⅓個
にんじん	太い棒状1切れ(20g)	←左に同じ
こんにゃく	厚い三角形1切れ(30g)	←
ゆでうずら卵	4個	2個
ちくわ	小½本(15g)	←左に同じ
こんぶ	20㎝×4㎝	こんぶは省く
a だし	1カップ	←左に同じ
a しょうゆ	小さじ⅓	←
a 塩	1g(ミニ1弱)	←
a みりん・酒	各小さじ½	←
ときがらし	少量(好みで添える)	←
ほうれん草のごまあえ		ほうれん草と油揚げのごま酢あえ
ほうれん草	60g	30g
		油揚げ5g
a すり白ごま	大さじ½	←左に同じ
a しょうゆ	小さじ⅓	小さじ⅓
a 砂糖・みりん	各小さじ⅓	←左に同じ
a ごま油	少量	←
		酢小さじ⅓
ごはん	110g	160g
キウイフルーツ	½個	桃の缶詰50g

ボリュームおでん

❶じゃが芋は皮をむいたあと、さっと洗ってアクを除く。こんにゃくは下ゆでする。こんぶはだしにつけてもどし、ひと結びする。

❷うずら卵は2個ずつ竹串に刺す。

❸なべにaとうずら卵以外の材料を入れ、沸騰後弱火でアクを除きながら20分ほど煮、最後にうずら卵を加えて2〜3分煮る。

ほうれん草のごまあえ

❶ほうれん草はゆでて水にさらし、絞って3㎝長さに切る。

❷aを合わせてほうれん草をあえる。

【腎臓病の場合】
ほうれん草と油揚げのごま酢あえ
油揚げは熱湯をかけてから細切りにし、ゆでたほうれん草とともに分量の調味料でごま酢あえにする。

腎臓病の場合 ここを変えて

くだもの…桃の缶詰め50gにします。

あえ物…ほうれん草は30gにして油揚げのせん切りを加えます。あえ衣はしょうゆを少し減らすかわりに酢を加えて味を引きしめます。

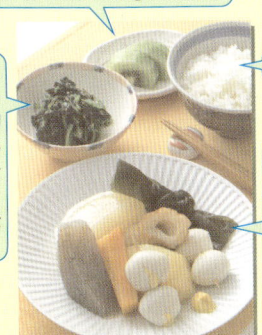

ごはん…160gに。

おでん…カリウムとたんぱく質のとりすぎを防ぐために、大根、じゃが芋、うずら卵の量を減らし、こんぶは省きます。
(右の写真参照)

484kcal　たんぱく質13.0g　塩分2.2g　カリウム590mg

●こんぶは省いてカリウムダウン

こんぶはカリウムが多いので、やめておくのが安心。おでんはたんぱく質、カリウム、塩分ともにとりすぎてしまいやすいので、上記の量を守りましょう。

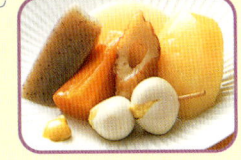

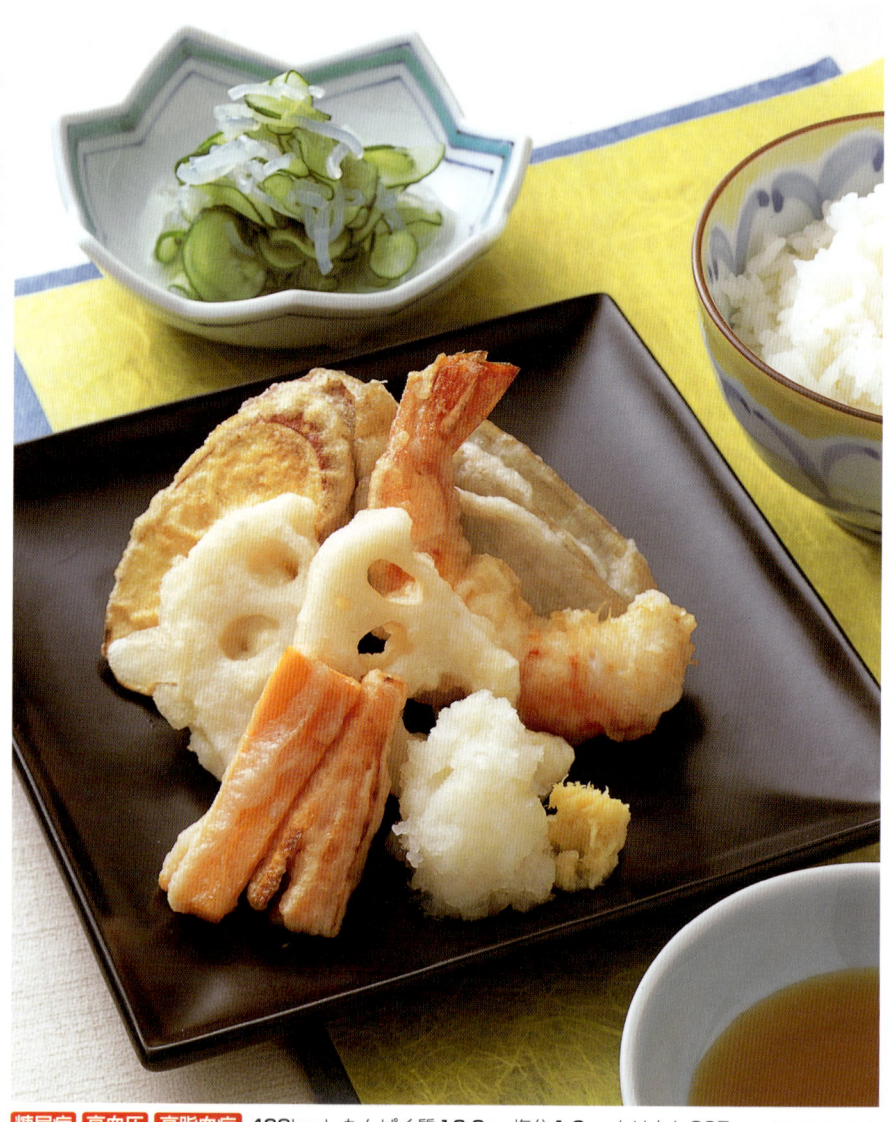

POINT ➡ 卵なしのあっさり衣で油の吸収を減らして

エビと野菜の天ぷらの献立

エビと野菜の天ぷら　きゅうりとしらたきの酢の物　ごはん

| 糖尿病 | 高血圧 | 高脂血症 | **438kcal**　たんぱく質 **13.0g**　塩分 **1.9g**　カリウム **665mg**　（ごはん110g）

コツ…!　エネルギーセーブ

衣はうすくといて

天ぷらは、衣が多くつくほど油を多く吸ってエネルギーが高くなるので、衣はうすめに。卵抜きの衣はさらっと薄くつき、1人分作るにも手軽です。

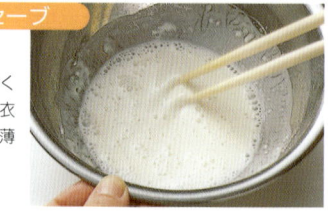

エビと野菜の天ぷら

❶エビは背ワタと殻を除き、腹側に切り目を入れて身を伸ばし、尾の先を浅く切って中の水をしごき出す。
❷にんじんは薄い短冊切り、れんこんは5mm厚さの半月切り、ごぼうとさつま芋は斜め輪切りにし、にんじん以外は水にさらして水けをふく。
❸aをとき混ぜて衣を作る。
❹揚げ油を175度に熱し、①②の材料に衣をつけて入れ、カラリと揚げる(にんじんは数枚ずつまとめて衣をつけて揚げる)。
❺bは合わせてひと煮立ちさせる。
❻天ぷらを器に盛り、⑤の天つゆとcを添える。

きゅうりとしらたきの酢の物

❶きゅうりは薄い小口切りにして塩少量をまぶし、しんなりしたら塩を洗い流して水けを絞る。
❷しらたきはゆでて短く切る。
❸aを合わせて①と②をあえる。

【腎臓病の場合】
きゅうりとはるさめの酢の物
はるさめはゆでて水にとり、水けをきって食べやすい長さに切り、しらたきのかわりに使う。

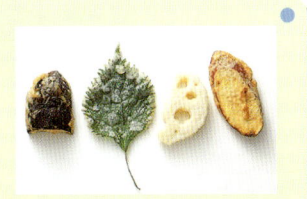

【材料】1人分		糖尿病・高血圧・高脂血症	腎臓病
エビと野菜の天ぷら			
エビ		大1尾(30g)	←左に同じ
にんじん・ごぼう		各20g	←
れんこん		20g	なす20g
さつま芋		20g	10g
a	小麦粉	大さじ1½	←左に同じ
	水	大さじ2弱	←
揚げ油		適量	←
b	しょうゆ・みりん	各大さじ½	←
	だし	大さじ2	←
c	おろし大根	30g	15g
	おろししょうが	少量	少量

＊bのかわりに市販のめんつゆを使ってもよい。その場合、天つゆの濃さで大さじ2強までに。

きゅうりとしらたきの酢の物			きゅうりとはるさめの酢の物
きゅうり		½本弱(40g)	←左に同じ
塩		少量	←
しらたき		10g	はるさめ(乾)5g
a	酢	大さじ½	←左に同じ
	しょうゆ・みりん	各小さじ⅓	←左に同じ
ごはん		110g	160g

腎臓病の場合 ここを変えて

酢の物…しらたきをはるさめに変えてエネルギーを上げます。

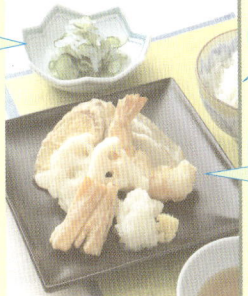

ごはん…160gに。

天ぷら…れんこんのかわりになす20gを使い、さつま芋は10gにします。薬味のおろし大根は半量の15gに。

514kcal　たんぱく質13.9g　塩分1.9g　カリウム554mg

天ぷらが吸い込む油の量は

天ぷらは、素材の種類や形状によって吸う油の量が異なります。一般に、材料の表面積や衣の量に比例して油の吸収量は増えます。エビやさつま芋は材料の重さの10%前後、れんこんやかぼちゃやなす、イカなどは18%前後ですが、青じそは500～600%、かき揚げは30～70%も油を吸います。100gのいろいろな材料を天ぷらにした場合、油の吸収量を約20%とみなすと、その量は20g。油1gは約9kcalなので、油だけで180kcalになる計算です。

POINT ➡ 赤身肉になすをはさんでボリューム感を

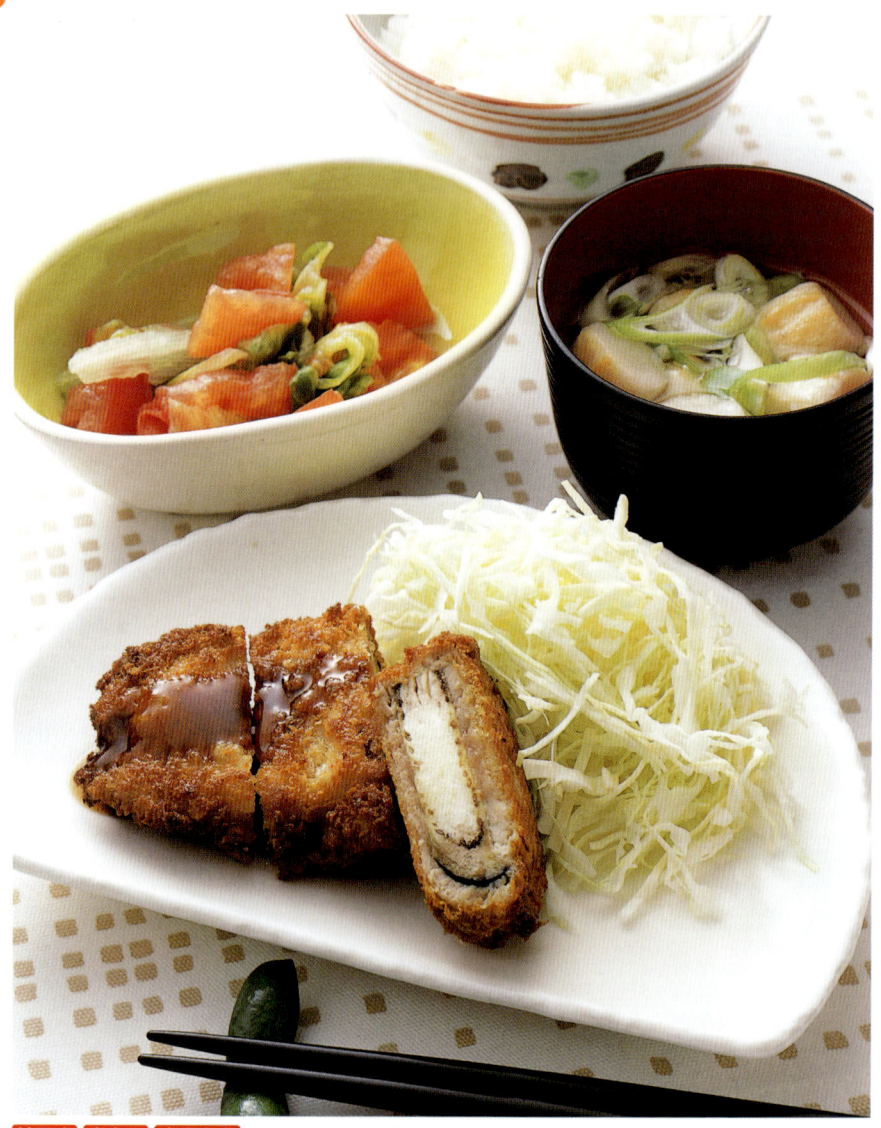

なすはさみ豚カツの献立

なすはさみ豚カツ　トマトとレタスのあえ物　麩とねぎのすまし汁　ごはん

|糖尿病|高血圧|高脂血症| **430**kcal　たんぱく質**17.9g**　塩分**2.1g**　カリウム**572mg**　（ごはん110g）

コツ…！　エネルギーセーブ

肉は脂肪の少ない部位を選んで

豚もも赤身肉（写真左）のエネルギーは豚ロース肉（同左）の5割以下。肉の脂肪のとりすぎは動脈硬化を進行させるので、なるべく赤身を使う習慣を。

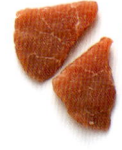

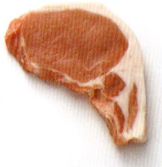

なすはさみ豚カツ

【材料】1人分	糖尿病・高血圧・高脂血症	腎臓病
なすはさみ豚カツ		
豚ももソテー用切り身肉	2枚(50g)	豚ロース切り身肉30g
塩・こしょう	各少量	←左に同じ
なす	縦切りで1/4個	←
小麦粉・とき卵・パン粉	各少量	←
揚げ油	適量	←
せん切りキャベツ	30g	20g きゅうりのせん切り20g
中濃ソース	小さじ1	小さじ2/3
トマトとレタスのあえ物		
トマト	1/3個(50g)	←左に同じ
レタス	1枚(20g)	←
しょうゆ・みりん・酢	各小さじ1/2	←
麩とねぎのすまし汁		
麩(小町麩)	小3〜4個	左に同じ
ねぎ	10g	←
だし	3/4カップ	←
a ┌ 塩	0.6g(ミニ1/2)	←
a └ しょうゆ	小さじ1/3	←
ごはん	110g	160g

なすはさみ豚カツ

❶なすは水にさらしてアクを抜き、水けをふく。

❷豚肉は軽くたたき伸ばし、かみ切りやすいように浅く格子状に切り目を入れ、塩、こしょうをし、2枚でなすを包むようにしてはさむ。

❸小麦粉、とき卵、パン粉の順に衣をつけ、175度の揚げ油でカラリと揚げる。

❹一口大に切って器に盛り、キャベツを添え、ソースをかける。

【腎臓病の場合】
肉はロース肉にし(薄切り肉でなすを巻く形にしてもよい)、つけ合わせはキャベツときゅうりを混ぜる。

トマトとレタスのあえ物

❶トマトは乱切りにし、レタスは一口大にちぎる。

❷調味料でよくあえる。

麩とねぎのすまし汁

❶麩は水でもどして絞る。ねぎは斜め輪切りにする。

❷だしを煮立ててaで調味し、①を加えてひと煮する。

腎臓病の場合 ここを変えて

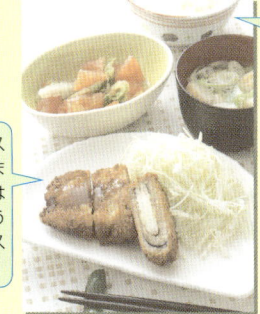

ごはん…160gに。

豚カツ…豚ロース肉を30g使います。つけ合わせはキャベツときゅうりを混ぜ、ソースはやや控えめに。
(右の写真参照)

516kcal　たんぱく質14.2g　塩分2.0g　カリウム495mg

●つけ合わせや盛りつけに変化を持たせて

主菜の量が少ないときは、盛りつけにひとくふうを。キャベツにきゅうりを混ぜて2山に分けて盛り、その間にカツを立てるように置くと、2切れでも見映えがよくなります。

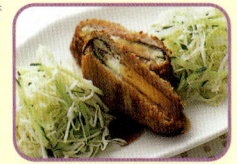

POINT ➡ ルーは控えめ、野菜はたっぷりで

ひき肉と野菜のカレーライスの献立

ひき肉と野菜のカレーライス　セロリのりんごのヨーグルトあえ

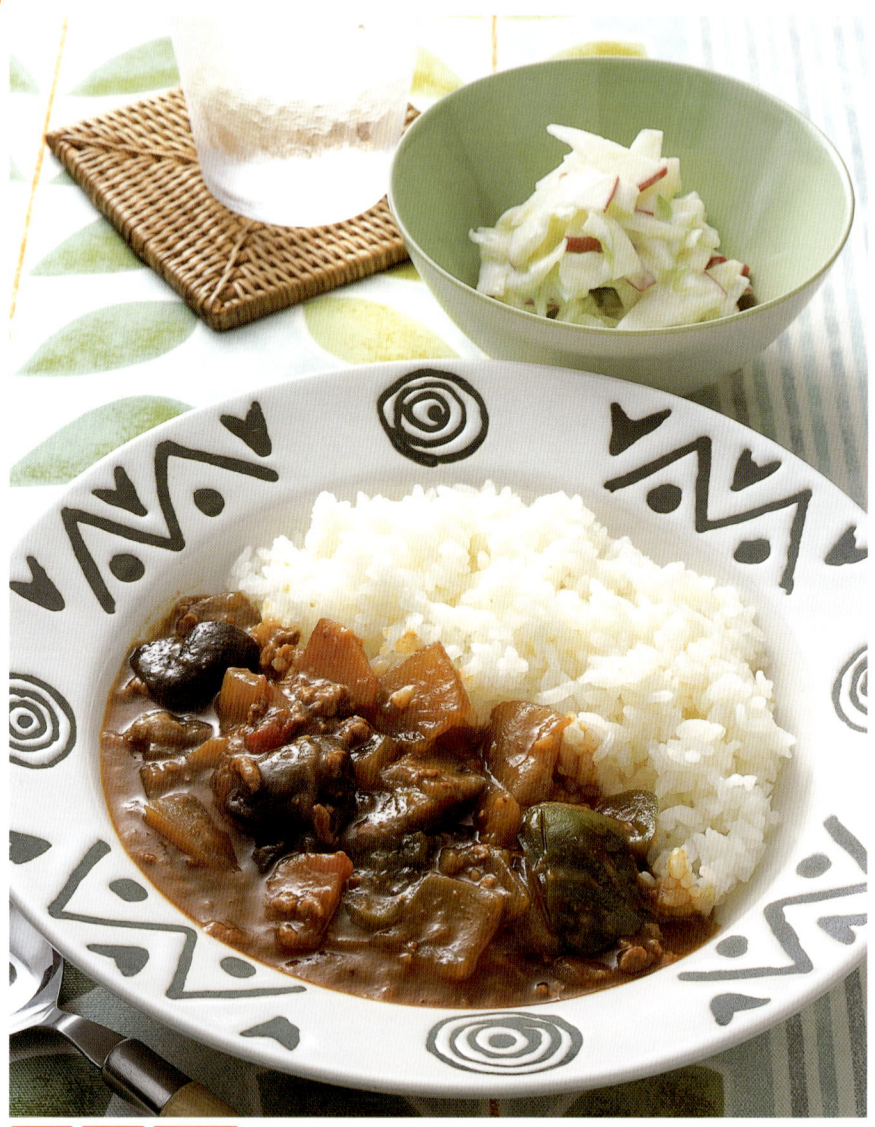

|糖尿病|高血圧|高脂血症| 502kcal　たんぱく質 15.9g　塩分 2.1g　カリウム 747mg （ごはん110g）

コツ…！ 塩分セーブ

カレールーは通常の¾量で
市販のカレールーの標準使用量は1人分で約20g。これを15gにして香味野菜やウスターソースで風味を加えると、低塩でまろやかなオリジナルカレーに。

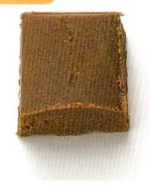

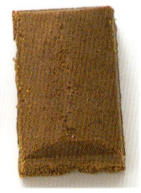

【材料】1人分	糖尿病・高血圧・高脂血症	腎臓病
ひき肉と野菜のカレーライス		
豚ひき肉	40g	30g
玉ねぎ	40g	←左に同じ
なす	½個	←
にんじん	10g	←
ピーマン	⅓個	←
トマト	⅓個	トマトは省く
しょうが・にんにく	各少量	←左に同じ
油	小さじ½	小さじ1
水	1カップ	←左に同じ
a [カレールー（市販品）	15g	←
a [ウスターソース	小さじ½	←
ごはん	150g	180g
セロリとりんごのヨーグルトあえ		きゅうりとりんごのヨーグルトあえ
セロリ	30g	きゅうり30g
塩	少量	←左に同じ
りんご（皮つきで）	40g	←
a [加糖ヨーグルト	大さじ1	←
a [マヨネーズ	小さじ½	←

ひき肉と野菜のカレーライス

❶玉ねぎは1.5cm角に切り、なすとピーマンは乱切り、にんじんは薄いいちょう切りにする。トマトはあらく刻む。なすは水に放してアクを抜く。
❷しょうがとにんにくはみじん切りにする。
❸なべに油を熱して②をいため、玉ねぎ、肉、にんじん、その他の野菜の順に加えていためる。
❹水を加え、煮立ったらアクを除いて弱火で煮込み、材料がやわらかくなったらaを加えてとかし、2〜3分煮る。
❺器にごはんを盛り、④をかける。
【腎臓病の場合】
玉ねぎは切ってからよく水にさらして使う。

セロリとりんごのヨーグルトあえ

❶セロリは筋を除いて斜め薄切りにし、塩でもんで、汁けを絞る。
❷りんごは小さく薄いいちょう切りにし、変色を防ぐために塩水にくぐらせて水けをきる。
❸aを合わせ、①②をあえる。
【腎臓病の場合】
きゅうりとりんごのヨーグルトあえ
セロリのかわりにきゅうりを薄い小口切りにして使う。

腎臓病の場合 ここを変えて

カレーライス…
ひき肉は30gにし、トマトは省き、玉ねぎはよく水にさらして使います。具をいためる油とごはんは増やして、摂取エネルギーを高めます。

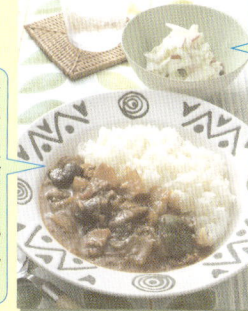

ヨーグルトあえ
…セロリではなく、きゅうりを使います。
（右の写真参照）

542kcal　たんぱく質14.0g　塩分2.1g　カリウム526mg

●きゅうりでカリウムダウン

カレーライスで約400mgのカリウムをとるので、副菜はカリウムをややおさえたほうが安心。きゅうりのカリウムは30gにつき60mg、セロリの約半分です。

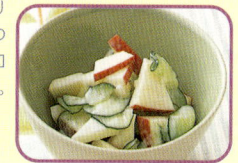

POINT ➡ とろろ芋の効果で、塩分のとりすぎを防ぐ

冷やしとろろそばの献立
冷やしとろろそば　肉団子と大根の煮物

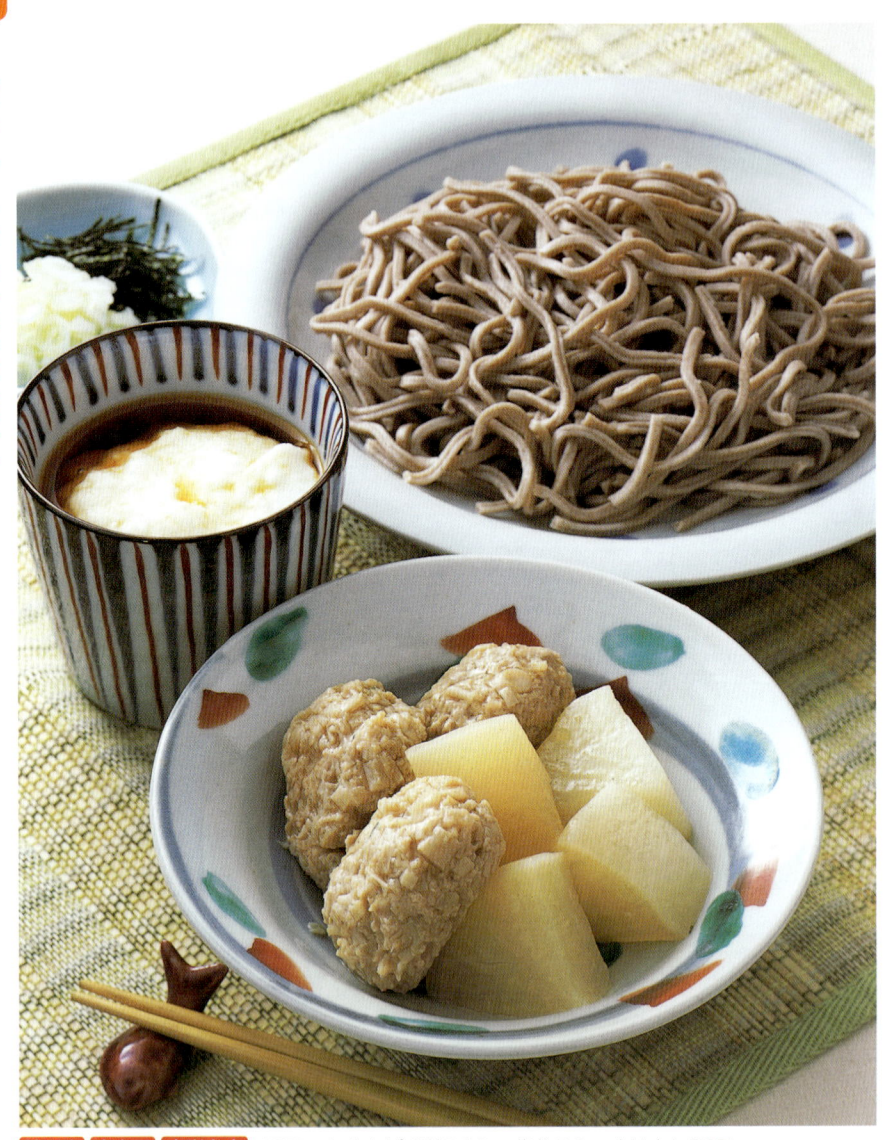

|糖尿病| |高血圧| |高脂血症|　435kcal　たんぱく質24.3g　塩分3.3g　カリウム907mg

コツ…!　塩分セーブ

とろろ芋の分、めんつゆを通常の半分に

そばのつけづゆは通常1人80〜110ml使い、その塩分は3〜4gになります。とろろそばにすると、つゆは40〜45mlでも充分。

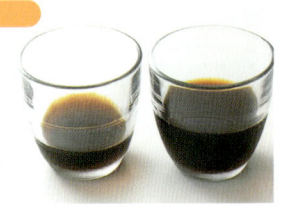

冷やしとろろそば

❶ a は合わせてひと煮立ちさせ、さます。
❷ 山芋は皮をむいて酢入りの水にさらし、すりおろす。
❸ そばは沸騰湯にさっと通し、ざるにあげて洗って水けをきる。器に盛り、①②と b を添える。

肉団子と大根の煮物

❶ えのきたけとねぎはみじん切りにする。
❷ ひき肉に①と a を加えてよく練り混ぜ、3つの団子に丸める。
❸ 大根は1cm厚さのいちょう切りにする。
❹ なべで b を煮立てて②を入れ、アクが出たら除き、大根を加える。弱めの中火で20〜25分煮る。

【腎臓病の場合】
肉団子を油でいためてとり出し、大根をいためる。肉団子をもどし、bを加えて煮る。

【材料】1人分

		糖尿病・高血圧・高脂血症	腎臓病
冷やしとろろそば			
ゆでそば		1玉(180g)	⅔玉(120g)
山芋		40g	20g
a*	だし	大さじ2	←左に同じ
	しょうゆ・みりん	各大さじ½	←
b	さらしねぎ	5g	←
	刻みのり・わさび	各少量	←

*a のかわりに市販のめんつゆを使ってもよい。その場合、そばつゆの濃さで大さじ2強までに。

		糖尿病・高血圧・高脂血症	腎臓病
肉団子と大根の煮物			
豚赤身ひき肉		50g	30g
えのきたけ		30g	20g
ねぎ		5g	←左に同じ
a	しょうゆ・みりん	各小さじ½	各小さじ⅓
	かたくり粉	小さじ⅔	小さじ½
大根		100g	60g
			油大さじ½
b	だし	¾カップ	½カップ
	しょうゆ	大さじ½	小さじ1
	砂糖	小さじ⅓	小さじ1
	みりん・酒	各小さじ½	←左に同じ
			白玉のしょうがみつかけ（下記参照）

腎臓病の場合 ここを変えて

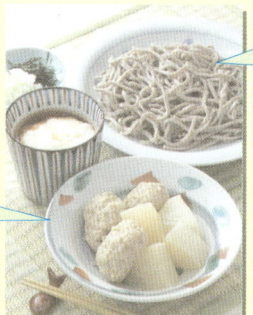

そば…そばと山芋はたんぱく質が多く、山芋はカリウムも多く含むので、どちらも量を減らします。

煮物…肉団子も大根も量を減らし、エネルギー確保のために油でいためてから煮ます。材料に合わせて調味料も減らします。

＊白玉のデザートをプラス…そばの量を減らすかわりに、白玉でエネルギーを増やします。（右の写真参照）

●白玉のしょうがみつかけ

白玉粉30gを少量の水で耳たぶのかたさに練り、団子に丸めてゆでて水で冷やします。砂糖大さじ1と水大さじ½を器に入れて電子レンジで40〜50秒加熱し、しょうが汁少量を落とし、器に盛った白玉にかけます。この一品で146kcal、たんぱく質1.9gです。

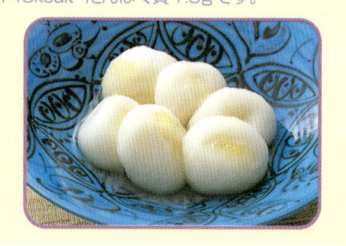

505kcal　たんぱく質17.6g　塩分2.7g　カリウム580mg

POINT ➡ **6種の具で目も舌も満足のヘルシーずし**

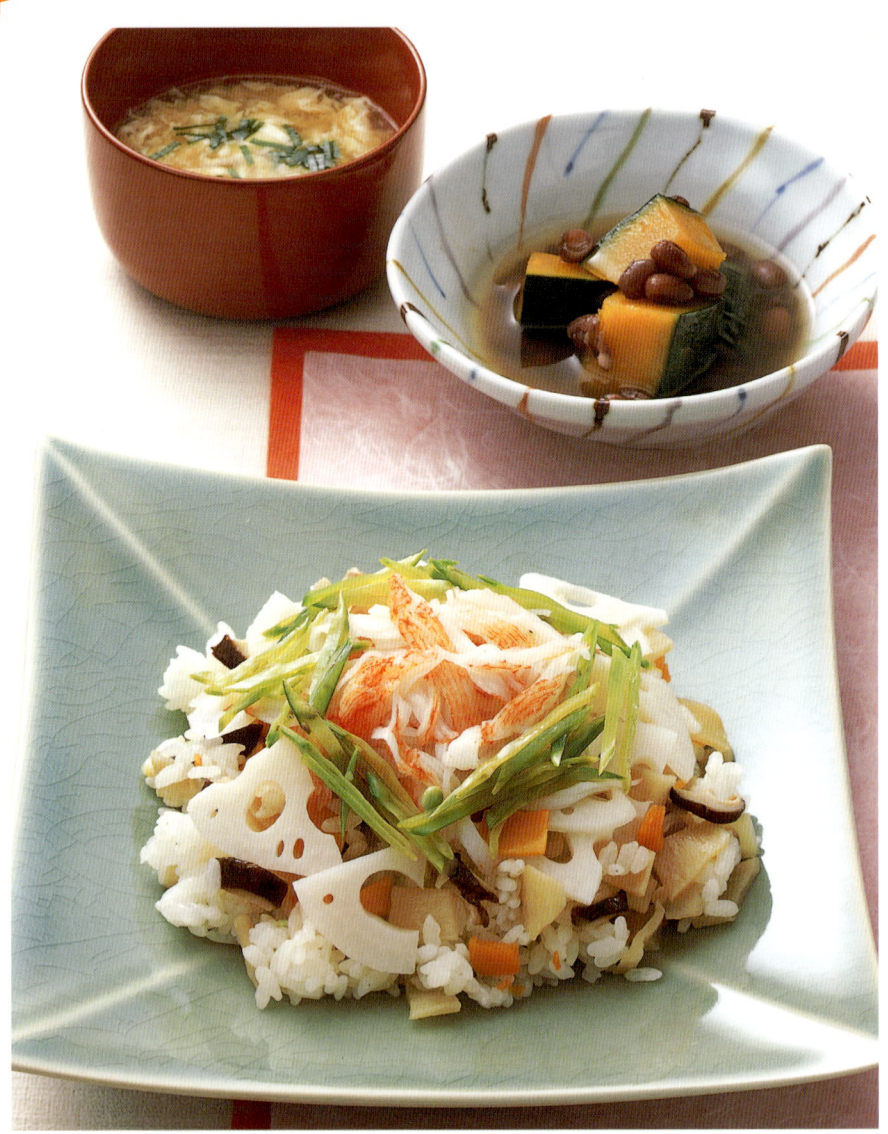

野菜ちらしずしの献立

野菜ちらしずし　かぼちゃの小倉煮　かきたま汁

[糖尿病] [高血圧] [高脂血症] **481kcal**　たんぱく質 **14.2g**　塩分 **2.7g**　カリウム **593mg**

コツ…！　塩分・エネルギーセーブ

すし飯と同じくらいのかさの野菜を混ぜて。

すし飯の量は控えめでも野菜でたっぷり感が出ます。すし飯も具も塩味は材料表のとおりに控えめにして、具の風味を生かします。

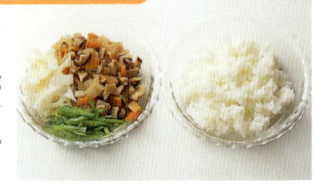

野菜ちらしずし

❶温かいごはんにaをかけて混ぜ、すし飯を作る。

❷かんぴょうは塩適量でもんで洗い、5mm幅に切る。しいたけは1cm長さの薄切り、にんじんは1cm角の薄切りにする。

❸なべにかんぴょうとしいたけとbを合わせて煮、途中でにんじんも加えて汁がなくなるまで煮る。

❹れんこんは薄いいちょう切りにして水にさらし、かためにゆで、cの甘酢につける。

❺さやえんどうはゆでて水にさらし、斜めせん切りにする。

❻すし飯に③④を混ぜて器に盛り、ほぐしたカニ風味かまぼことさやえんどうをのせる。

【腎臓病の場合】
かんぴょうは洗ってゆでてから煮る。

かぼちゃの小倉煮

❶かぼちゃは一口大に切る。

❷なべに入れてゆであずきと水を加え、煮汁が少し残る程度まで煮る。

かきたま汁

なべでaを煮立て、豆腐をさいの目に切って入れ、水どきかたくり粉でとろみをつける。卵をといて流し入れ、ふわっとかたまったら火を消し、わんに盛って青ねぎを散らす。

【材料】1人分		糖尿病・高血圧・高脂血症	腎臓病
野菜ちらしずし			
ごはん		150g	180g
a	酢	大さじ1弱	←左に同じ
	塩	0.6g（≒1/2）	←
	砂糖	小さじ1	小さじ1強
カニ風味かまぼこ		20g	←左に同じ
かんぴょう（乾）		3g	←
生しいたけ		1枚	←
にんじん		10g	←
b	だし	大さじ3	←
	しょうゆ・砂糖	各小さじ1	しょうゆ小さじ1/2・砂糖小さじ1
	みりん	小さじ1/2	←左に同じ
れんこん		10g	←
c	酢	小さじ1/2強	←
	水	小さじ1	←
	砂糖	小さじ1/3	←
	塩	少量	←
さやえんどう		2枚	←
かぼちゃの小倉煮			
かぼちゃ		50g	左に同じ
ゆであずき（缶詰め）		20g	←
水		材料にひたひたくらい	←
かきたま汁			
卵		1/2個	←左に同じ
もめん豆腐		20g	豆腐は省く
青ねぎ（細く切る）		少量	←左に同じ
a	だし	1/2カップ	←
	塩	0.4g（≒1/3）	←
	しょうゆ	少量	←
かたくり粉		小さじ1/3＋水小さじ2/3	

腎臓病の場合　ここを変えて

かきたま汁…豆腐は加えません。

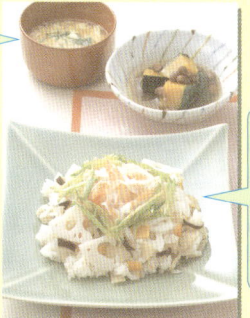

ちらしずし…エネルギー補給のためにごはんを少し増やします。具の味つけは若干減らして塩分のとりすぎを防ぎます。
（右の写真参照）

● **ごはんだけちょっと多めに**
見た目は変わりませんが、ごはんを少し増量して。合わせ酢は甘味をややきかせます。

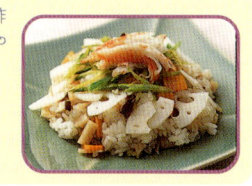

522kcal　たんぱく質13.8g　塩分2.3g　カリウム533mg

糖尿病・高血圧・高脂血症の人のための
野菜類（芋・海藻・くだもの）のとり方

野菜類はビタミンやミネラル、食物繊維、また、抗酸化作用を含む微量成分などの大事な供給源。動脈硬化の進行や、血糖値や血圧の上昇をおさえたり、腸の働きを活発にしたり、さらに、老化予防のうえでも欠かすことのできない食品です。たっぷりとることを心がけましょう。

緑黄色野菜の仲間（おもなもの）

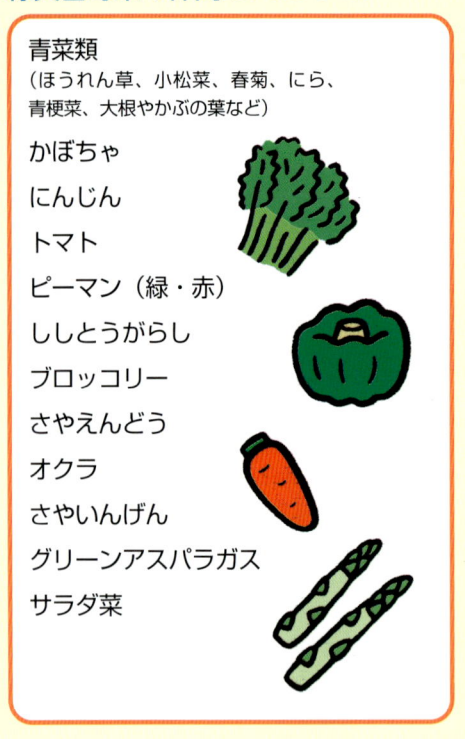

青菜類
（ほうれん草、小松菜、春菊、にら、青梗菜、大根やかぶの葉など）
かぼちゃ
にんじん
トマト
ピーマン（緑・赤）
ししとうがらし
ブロッコリー
さやえんどう
オクラ
さやいんげん
グリーンアスパラガス
サラダ菜

淡色野菜の仲間（おもなもの）

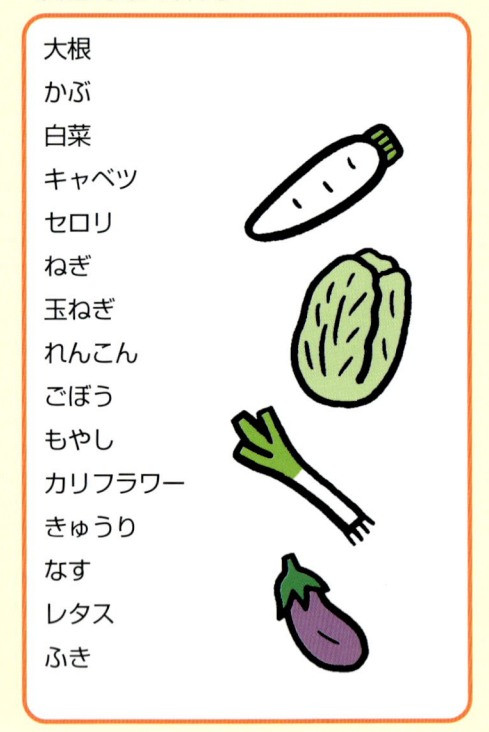

大根
かぶ
白菜
キャベツ
セロリ
ねぎ
玉ねぎ
れんこん
ごぼう
もやし
カリフラワー
きゅうり
なす
レタス
ふき

★野菜は、食事のたびに100gはとるように努めましょう。緑黄色野菜は、カロテンの含有量が特に多く、また、ビタミンCやE、鉄、カルシウムなども多い傾向にあるので、野菜のうち1/3は、緑黄色野菜を使うようにします。

★芋もビタミンやミネラル、食物繊維の供給源として、毎日50～100gとるように心がけましょう。献立に芋が入ると満腹感が高くなり、ごはんの食べすぎを防げます。

★海藻やきのこは低エネルギーなので、たっぷり使っても安心です。ただし、調味料を使いすぎないように注意を。

★くだものは1日に100gくらいとりましょう。ぶどうやバナナ、柿、メロンなどの糖質の多いものは、とりすぎないように気をつけて。

腎臓病の人のための
野菜類（芋・海藻・くだもの）のとり方

野菜類はカリウムが多く、ものによってはたんぱく質も多く含んでいます。腎臓病の場合は、そうした野菜類は量を控えめにしたり、ゆでるなどのカリウムを減らすくふうをしましょう。

カリウムやたんぱく質の多い野菜類（おもなもの）

青菜（ほうれん草、春菊など）
＊青梗菜はカリウムもたんぱく質も比較的少なめです。

- ブロッコリー
- カリフラワー　セロリ
- 竹の子　　　大豆もやし
- れんこん　　芽キャベツ
- そら豆　　　枝豆
- グリーンピース
- 芋類　　　　きのこ類
- こんぶ　　　のり
- ひじき　　　アボカド
- バナナ　　　メロン

★ 野菜は、食事のたびに80～100g、そのうち1/3は緑黄色野菜を使うようにします。ただし、カリウムやたんぱく質の多いものは控えめにしましょう。

★ 芋類は全般にカリウムが多く、たんぱく質も100gあたり1～2g含むので、1日に50g程度にしましょう。山芋類は特にたんぱく質も多く、いちょう芋や大和芋は100gあたり4.5g含みます（長芋は2.2g）。

★ 海藻のこんぶやのり、ひじきも、カリウムが多く、きのこはたんぱく質が意外に多いので、とりすぎに気をつけます。わかめやもずくは比較的安心です。

★ くだものは1日に50～100g程度（ジュースを含めて）を目安にしますが、アボカドやバナナ、メロンは控えめが安心。缶詰めのシロップ漬けは、生よりカリウムが少なく、エネルギー補給にもなりますが、とりすぎはよくありません。

●カリウムを減らす調理対策

カリウムは水溶性なので、水にさらしたりゆでたりすると、ある程度カリウムを減らすことができます。材料を小さく切って断面を多くしたほうが、カリウムが抜けやすくなります。「さらす水は流水で、ゆでる湯はたっぷりで」、がポイントです。ただし、種類によっては減らないものもあるので、「なんでもゆでればOK」というわけではありません。

＊かぼちゃ、さやいんげん、グリーンアスパラガス、とうもろこしなどはゆでてもほとんど減りません。

＊レタス、キャベツ、玉ねぎなどをよく水にさらすと、1～2割カリウムが減るとみられます。大根はおろして汁を軽く絞ると2割減に。

ゆでた野菜のカリウム量

	カリウム量	同量の生のカリウム量に比べると
小松菜30g	42mg	28%
ほうれん草30g	147mg	71%
ブロッコリー50g	90mg	50%
にんじん（皮むき）30g	72mg	89%
キャベツ50g	46mg	46%
白菜50g	80mg	73%
大根50g	105mg	91%
玉ねぎ50g	55mg	73%
枝豆20g	98mg	83%

だしのとり方・即席のだし情報

おいしくとっただしを使えば、そのうま味で、調味料は控えめでもおいしく味わえます。カツオだしは最も幅広く使えて重宝です。

●カツオだしのとり方 （1½～2ｶｯﾌﾟ分）

水2～2½ｶｯﾌﾟを熱して削りガツオ⅓～½ｶｯﾌﾟを入れ、静かに1分煮立て、火を消して数分おいてざるでこす。最初にこんぶ3～4cm角を水に入れて熱し、煮立つ寸前にとり出して削りガツオを入れると、より上等なだしに。こんぶだけでもだしがとれる。
＊煮物やみそ汁用には、イワシやサバの削り節も合います。

【腎臓病の場合】 こんぶが入るとカリウムが多くなるので、削りガツオのみでとるのが安心です。

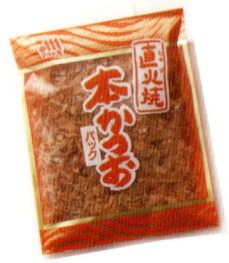

1人分の献立のだしに使う削りガツオの量は、ミニパック1袋分くらいを目安に。

●インスタントだしを使うときの注意

インスタントのだしは、手軽ですが、塩分を含むので、使用量は控えめにし、調味もその分調節しましょう。
＊使用目安量は、調理にだしとして使う場合の指標です。
＊塩分は商品により差があるので、参考に、商品の一例を示しました。

【和風だしのもと（顆粒）】
使用目安量
湯¾ｶｯﾌﾟにつき1g（小ｻｼﾞ約⅓）
1g＝塩分0.4g
「味の素 ほんだしかつおだし」「シマヤ だしの素かつお風味」（各0.3g）、「ヤマサ風味だし」（0.4g）。塩分微量のものもある。

【固形ブイヨン】
使用目安量
湯¾ｶｯﾌﾟにつき1g（¼～⅙個）
1g＝塩分0.4g
「味の素コンソメ」「クノールビーフコンソメ」（各0.4g）、「マギーブイヨン」（0.6g）。

【中国風だしのもと（顆粒）】
使用目安量
湯¾ｶｯﾌﾟにつき1g（小ｻｼﾞ約⅓）
1g＝塩分0.4～0.5g
「有紀食品 ガラスープ」（0.4g）、「味の素 中華あじ」（0.5g）。

●「だし」の助けになる材料

だしがないときは、うまみや風味を持つ材料を、汁物や煮物、あえ物などに活用を。

干ししいたけ、その他きのこ全般
香味野菜、漬け物（白菜漬け、野沢菜漬けなど）
肉、魚、魚介の缶詰め、ハムやベーコン、ちりめんじゃこ、干しエビ、つくだ煮、
こんぶ茶、ゆかり（梅漬けの赤じその粉末）、ふりかけ、お茶漬けのもとなど

＊塩分のあるものは、その分、調味を控えめにしましょう。魚介塩蔵物などの塩分は72ページをごらんください。

（塩分参考値）
【ゆかり】（三島食品）
1g（ﾐﾆｽﾌﾟｰﾝ1強）＝塩分0.4g
【ふりかけ】（丸美屋）
本かつお
2g（小ｻｼﾞ1）＝塩分0.2g
たらこ
2g（小ｻｼﾞ1弱）＝塩分0.3g
【お茶漬けのもと】（白子）
お茶漬けサラサラ・さけ
3g（約½袋）＝塩分1g

参考：「塩分早わかり」女子栄養大学出版部

この一皿が、健康を守る決め手
糖尿病・高血圧・高脂血症&腎臓病の人のための
小さいおかず

主菜（大きいおかず）と同じくらいにたいせつなのが、野菜や芋、海藻などの副菜（小さいおかず）。塩分控えめでアイディア豊かな一品をたくさん載せました。充実した献立作りに、役立ててください。

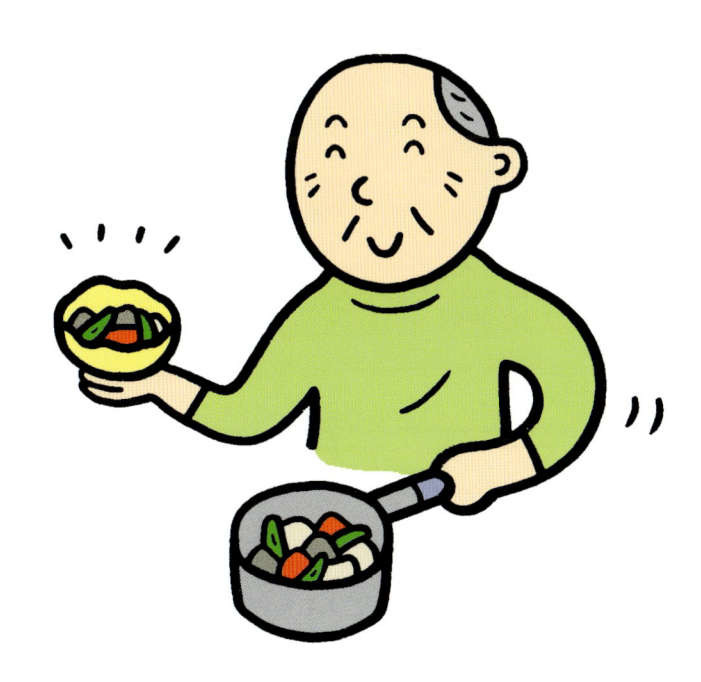

●料理により、½量または⅔量にした場合の栄養成分値も記しました。腎臓病の人は、主菜との兼ね合いで、カリウムやたんぱく質をとりすぎないように、量を調節しましょう。腎臓病以外の人の場合でも、品数を多くしたいときは量を減らして組み合わせるなど、塩分やエネルギーの調整の参考にしてください。

小さいおかず［副菜］緑黄色野菜

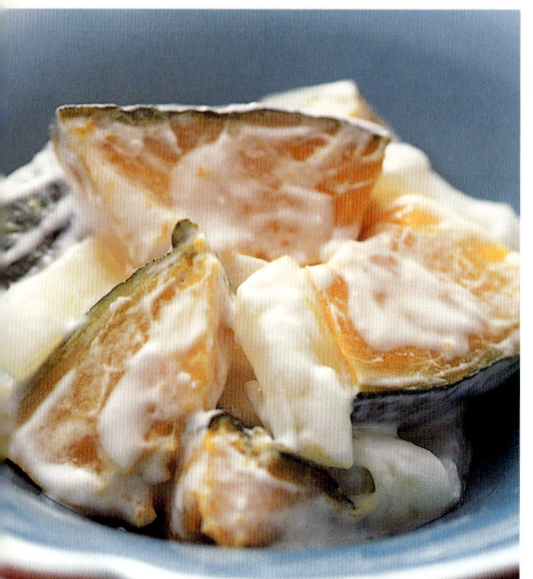

加糖タイプのヨーグルトを使ってまろやかに
かぼちゃのヨーグルトソース

【材料】1人分	
かぼちゃ	70g
玉ねぎ	10g
a ┌ 加糖ヨーグルト	大さじ1
└ マヨネーズ	小さじ½

❶かぼちゃは8mm厚さの一口大のくし形に切り、玉ねぎは8mm幅で3cm長さに切る。どちらもやわらかくゆで、湯をきってさます。
❷aを混ぜて①をあえる。
【腎臓病の場合】副菜としてはたんぱく質もカリウムも多め。制限の厳しい人は半分くらいにしておきましょう。

92kcal　たんぱく質1.9g　塩分0.1g　カリウム335mg
½量▶46kcal　たんぱく質0.9g　塩分微量　カリウム167mg

煮てから少し時間をおいたほうが味がしみておいしい
かぼちゃとしめじのうす味煮

【材料】1人分	
かぼちゃ	60g
しめじ	7～8本
a ┌ だし	¼カップ
│ しょうゆ	小さじ1弱
└ 砂糖・酒	各小さじ1

❶かぼちゃは皮をまだらにむき、一口大に切る。
❷なべにaを合わせて煮立て、かぼちゃとしめじを入れ、紙ぶたをして弱めの中火で煮汁が少しになるまで煮、そのままおいて味を含ませる。
【腎臓病の場合】かぼちゃもきのこもたんぱく質やカリウムが意外に多いので、量の調節を。夏なら、かぼちゃをとうがんに変えると、たんぱく質もカリウムも一皿で3割くらい減ります。

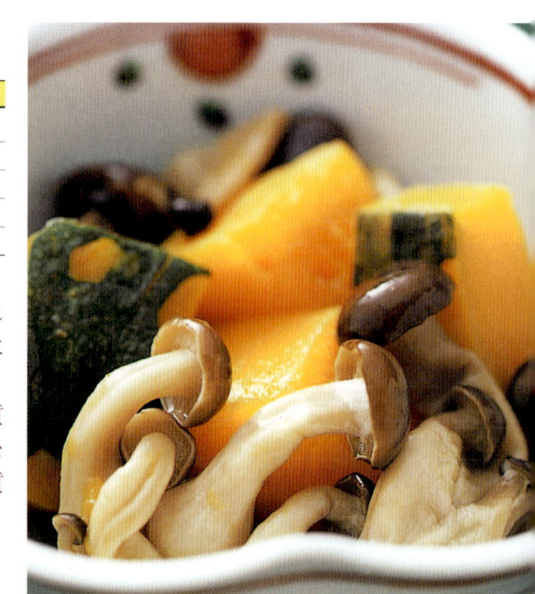

83kcal　たんぱく質2.8g　塩分0.8g　カリウム443mg
½量▶42kcal　たんぱく質1.4g　塩分0.4g　カリウム222mg

とろろ芋をからめてのど越しをよく
ブロッコリーのとろろかけ

【材料】1人分	
ブロッコリー（小房に分ける）	60g
しめじ	4～5本
長芋	50g
a　しょうゆ	小さじ2/3
ポン酢またはレモン汁	小さじ1/2

❶沸騰湯でしめじ、ブロッコリーの順にゆでてざるにあげ、器に盛る。
❷長芋は皮をむいて、変色防止のために酢少量入りの水にくぐらせ、すりおろして①にかけ、食べるときにaをかける。
【腎臓病の場合】半量以下が安心です。

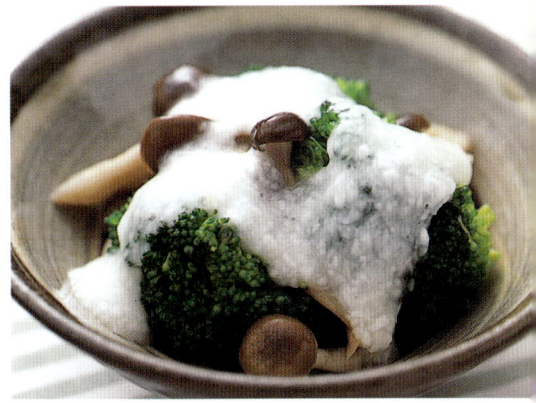

57kcal　たんぱく質4.3g　塩分0.6g　カリウム419mg
1/2量▶29kcal　たんぱく質2.1g　塩分0.3g　カリウム210mg

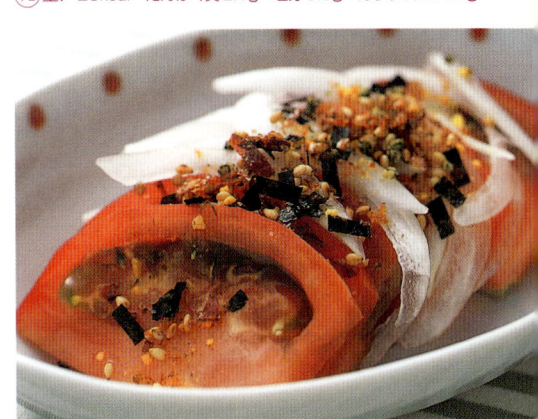

おかかふりかけが、風味のよい調味料がわりに
トマトのふりかけサラダ

【材料】1人分	
トマト	大1/2個（100g）
玉ねぎ	10g
おかかふりかけ（市販品）	小さじ1強（2.5g）
ごま油	小さじ1/4

❶トマトは5～6mm厚さのくし形に切る。玉ねぎは薄切りにして塩少量をまぶして軽くもみ、水にさらす。
❷トマトを器にずらし重ねて並べ、たまねぎを散らしてふりかけをかけ、ごま油をたらす。
【腎臓病の場合】半量を目安に。

41kcal　たんぱく質1.9g　塩分0.3g　カリウム219mg
1/2量▶20kcal　たんぱく質0.9g　塩分0.1g　カリウム109mg

りんごの香りで小食の人も食が進む
にんじんとりんごの甘煮

【材料】1人分	
にんじん	50g
りんご（皮つきで）	20g
水	適量
砂糖	小さじ1
塩	0.5g（ミニ1/2弱）

❶にんじんは皮むき器で3～4cm長さに削り、りんごは薄いいちょう切りにする。
❷①をなべに入れ、ひたひたの水と砂糖、塩を加え、弱めの中火でやわらかくなるまで煮、そのまおいて味を含ませる。

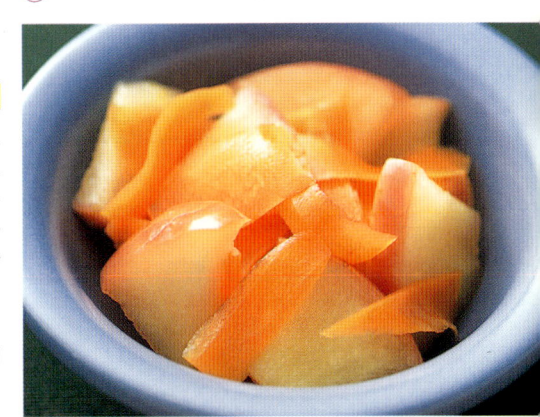

41kcal　たんぱく質0.3g　塩分0.5g　カリウム158mg
2/3量▶27kcal　たんぱく質0.2g　塩分0.3g　カリウム105mg

色もごちそうのうち。ビタミンCやカロテンたっぷり
2色ピーマンのあえ物

【材料】1人分	
赤ピーマン・黄ピーマン	各30g
しょうゆ・みりん	各小さじ2/3
削りガツオ	少量

❶2色のピーマンは小ぶりの一口大に切り、熱湯でさっとゆでてざるにあげる。
❷しょうゆとみりんをかけてあえ、器に盛り、削りガツオをのせる。

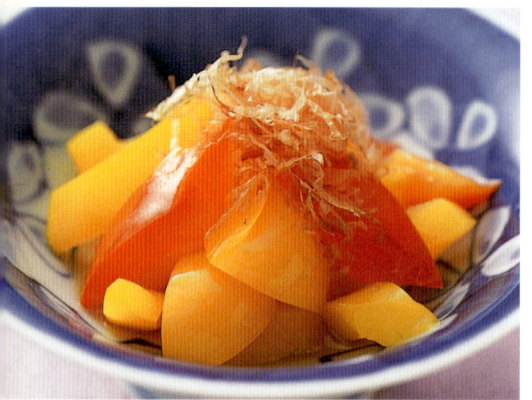

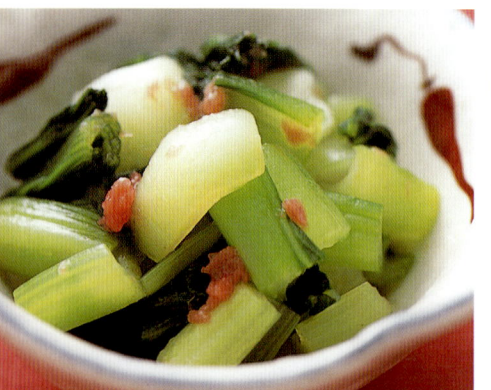

33kcal たんぱく質1.6g 塩分0.6g カリウム147mg
2/3量▶ 22kcal たんぱく質1.1g 塩分0.4g カリウム98mg

しょうゆ味の主菜によく合う
青梗菜のたたき梅あえ

【材料】1人分	
青梗菜	70g
梅干しの果肉（たたいたもの）	小さじ1/2弱(2g)
みりん	小さじ1

❶青梗菜は1枚ずつはがして洗い、やわらかくゆで、一口大の食べやすい大きさに切る。
❷梅肉をみりんでのばし、青梗菜をあえる。
【腎臓病の場合】青梗菜は青菜の中では、たんぱく質もカリウムも少なめですが、とり合わせる他のおかずによって量は加減しましょう。

24kcal たんぱく質0.7g 塩分0.5g カリウム184mg
2/3量▶ 16kcal たんぱく質0.4g 塩分0.3g カリウム122mg

漬け物がわりにもなる、おつな味
オクラのわさび漬けあえ

【材料】1人分	
オクラ	2～3本
塩	少量
わさび漬け	小さじ1

❶オクラは塩をまぶしてこすり、洗ってから、薄い小口切りにする。
❷わさび漬けと混ぜ合わせておく。5分くらいおけば味がなじむ。

＊オクラはゆでてから刻んであえてもよい。わさび漬けがなければ、わさび入りマヨネーズで。

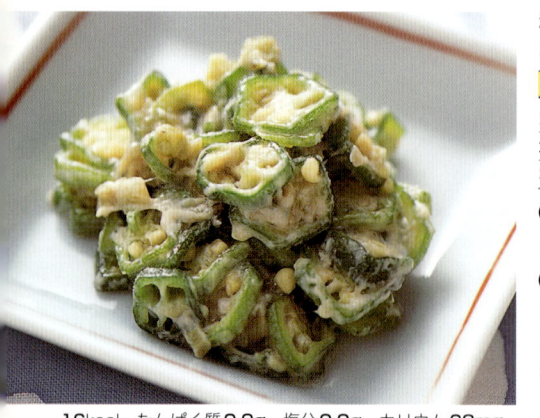

16kcal たんぱく質0.9g 塩分0.2g カリウム68mg

小さいおかず ［副菜］ 淡色野菜

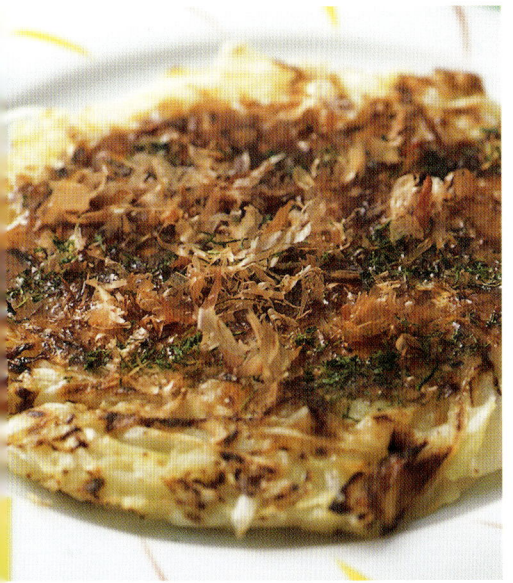

お祭りの屋台風の懐かしの味
キャベツのお好み焼き風

【材料】 1人分	
キャベツ	100g
塩	0.5g（ミニ½弱）
ねぎ	10g
小麦粉	大さじ1
油	小さじ½
すりごま	小さじ½
削りガツオ	ミニパック½袋
ウスターソース	小さじ1
青のり	少量

❶キャベツはせん切りにし、塩をふってもんでしんなりさせ、さっと洗って絞る。ねぎは斜め薄切りにする。

❷①と小麦粉をよく混ぜ合わせ、油を熱したフライパンに入れて平らにならし、弱めの中火で焼く。下が焼けたら裏返して、裏も同様に焼く。

❸表面にソースを塗り、すりごまと削りガツオ、青のりをかけて器に盛る。

【腎臓病の場合】半量くらいに。

101kcal　たんぱく質4.4g　塩分0.8g　カリウム272mg
½量▶50kcal　たんぱく質2.2g　塩分0.4g　カリウム136mg

キャベツの甘味がじんわり。汁物がわりにも
キャベツとベーコンのスープ煮

【材料】 1人分	
キャベツ	100g
ベーコン	5㎝（3g）
水	½カップ
固形ブイヨン	⅓個
こしょう	少量

❶キャベツは一口大のざく切りにし、ベーコンは細く切る。

❷材料全部をなべに入れ、ふたをして10～15分弱めの中火で蒸し煮にする。

【腎臓病の場合】½～⅔量を目安に。

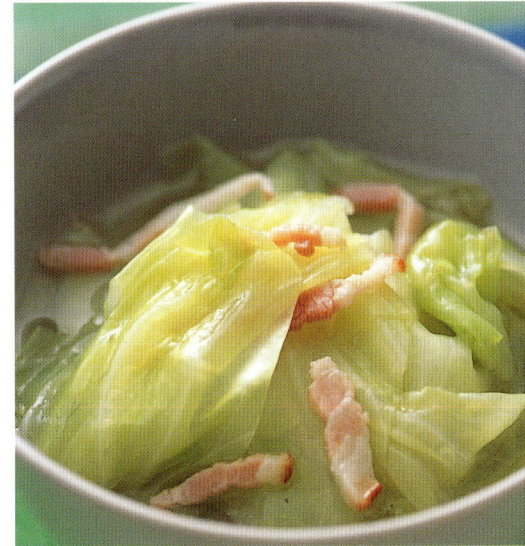

39kcal　たんぱく質1.8g　塩分0.6g　カリウム209mg
⅔量▶26kcal　たんぱく質1.2g　塩分0.4g　カリウム139mg

ごまのまろやかなコクで食べやすい
キャベツのごまあえ

【材料】1人分	
キャベツ	70g
にんじん	10g
a すり白ごま・しょうゆ	各小さじ1弱
砂糖	小さじ½

❶キャベツは8mm幅に切り、にんじんは太めのせん切りにし、どちらもやわらかくゆでてざるにあげる。
❷さめたら水けを絞り、aであえる。

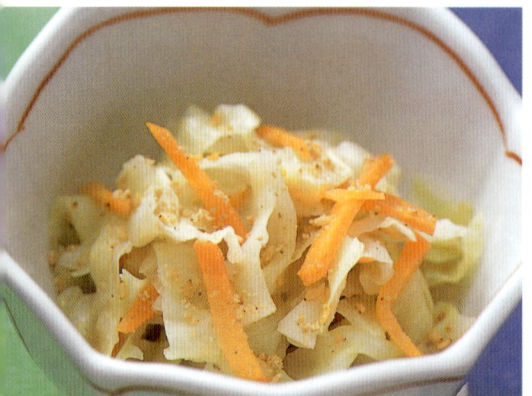

応用 青菜やかぶなども合う。ただし、腎臓病の場合は青菜は控えめにする。

39kcal　たんぱく質1.5g　塩分0.7g　カリウム118mg
⅔量▶26kcal　たんぱく質1.0g　塩分0.5g　カリウム79mg

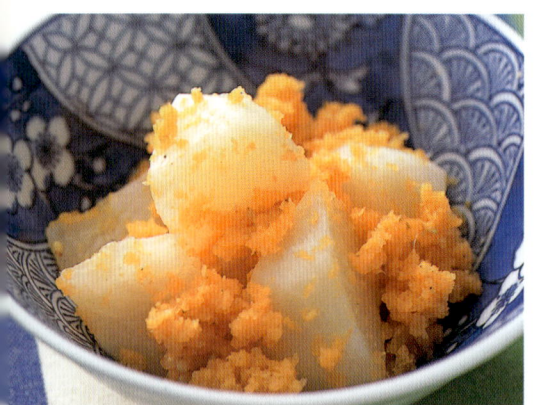

にんじんの甘味と色みも調味料役に
かぶとおろしにんじんの甘酢あえ

【材料】1人分	
かぶ	小1個(60g)
塩	少量
にんじん	30g
a すり白ごま	小さじ1
酢・砂糖	各小さじ½
塩	0.5g(ミニ½弱)

❶かぶは一口大のくし形に切り、塩をまぶしてもみ、しんなりしたら洗って水けをきる。
❷にんじんはすりおろす。
❸aを合わせ、かぶとにんじんをあえる。
＊歯の弱い人には、かぶはやわらかくゆでるとよい。
【腎臓病の場合】かぶをゆでて使うか、⅔量程度に。

42kcal　たんぱく質0.9g　塩分0.6g　カリウム243mg
⅔量▶28kcal　たんぱく質0.6g　塩分0.4g　カリウム162mg

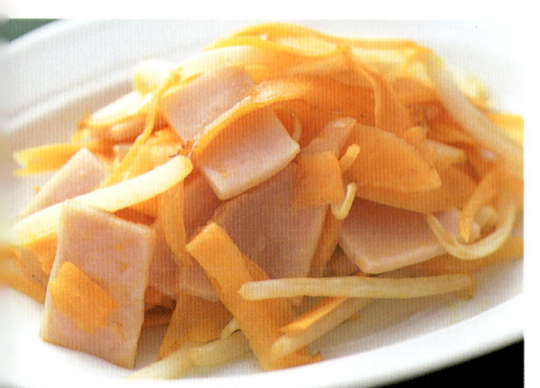

皮むき器で削ったにんじんがしんなりとやわらか
もやしとにんじんのごま油いため

【材料】1人分	
もやし・にんじん	各30g
ロースハム	½枚
ごま油	小さじ1
塩	0.4g(ミニ⅓)
こしょう	少量

❶にんじんは皮むき器で薄く削り、もやしはできればひげ根を除く。ハムは1cm角に切る。
❷フライパンにごま油を熱して野菜、ハムの順に加えていため、しんなりしたら塩とこしょうで調味する。

68kcal　たんぱく質2.0g　塩分0.6g　カリウム122mg
⅔量▶45kcal　たんぱく質1.4g　塩分0.4g　カリウム82mg
ハムなし▶53kcal　たんぱく質0.8g　塩分0.4g　カリウム103mg

漬け物がわりとしても好評
大根のしょうが酢あえ

【材料】1人分	
大根	70g
きゅうり	10g
塩	0.8g (ミニ2/3)
a ┌ 酢・みりん	各小さじ1
└ おろししょうが	少量
しょうがのせん切り	少量

❶大根は3cm長さの薄い短冊切りにし、きゅうりは2〜3mm幅の半月切りにする。
❷①に塩をまぶしてもみ、しんなりしたら水けを軽く絞る。
❸aを合わせて②をあえ、器に盛り、しょうがのせん切りをのせる。

【腎臓病の場合】水けを絞ることでカリウムは表示の数値より減ると考えられますが、2/3以下にしておくのが安心でしょう。

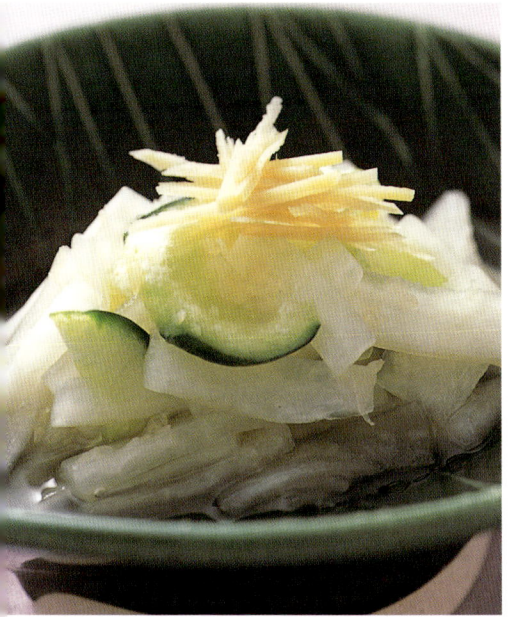

31kcal　たんぱく質0.4g　塩分0.5g　カリウム196mg
2/3量▶ 21kcal　たんぱく質0.3g　塩分0.3g　カリウム130mg

魚料理の前盛りにも。おだやかな酸味です
大根とにんじんのいためなます

【材料】1人分	
大根	40g
にんじん	20g
ごま油	小さじ1弱
a ┌ 酢	大さじ1/2
├ しょうゆ・みりん	各小さじ1/2
└ 砂糖	小さじ1

❶大根とにんじんは斜め薄切りにしてから短めのせん切りにする。
❷なべにごま油を熱して①をいため、しんなりしたらaを加えて混ぜながらさっと煮、火を消して20分ほどそのままおき、味をなじませる。

【応用】しいたけやセロリのせん切りを混ぜても合う。

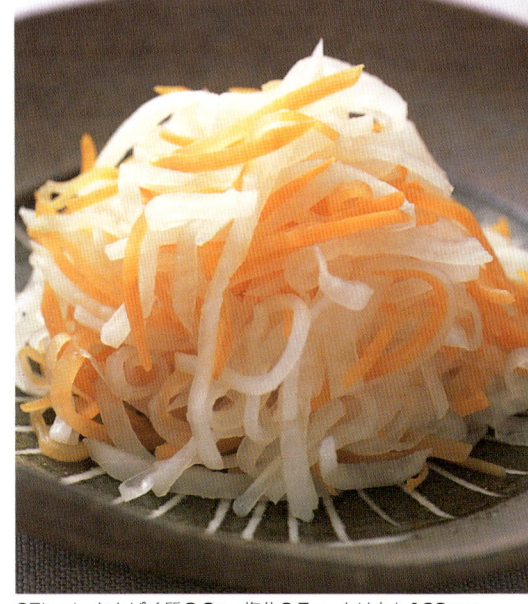

65kcal　たんぱく質0.6g　塩分0.5g　カリウム160mg
2/3量▶ 43kcal　たんぱく質0.4g　塩分0.3g　カリウム107mg

肉や魚料理のつけ合わせにも重宝
なすとミニトマトのホイル焼き

【材料】1人分	
なす	小1個（60g）
ミニトマト	2個
玉ねぎ	10g
塩	0.6g（ミニ½）
こしょう	少量
レモンのいちょう切り	1枚

❶なすは1cm厚さの輪切りにし、水にさらしてアクを抜く。ミニトマトは横半分に切る。玉ねぎは薄切りにする。
❷アルミ箔に玉ねぎを敷いてなすとトマトをのせ、塩、こしょうをふって包み、オーブントースターで（またはフライパンに入れてふたをして）8分ほど焼く。レモンを添える。

応用 きのこやねぎも合う。

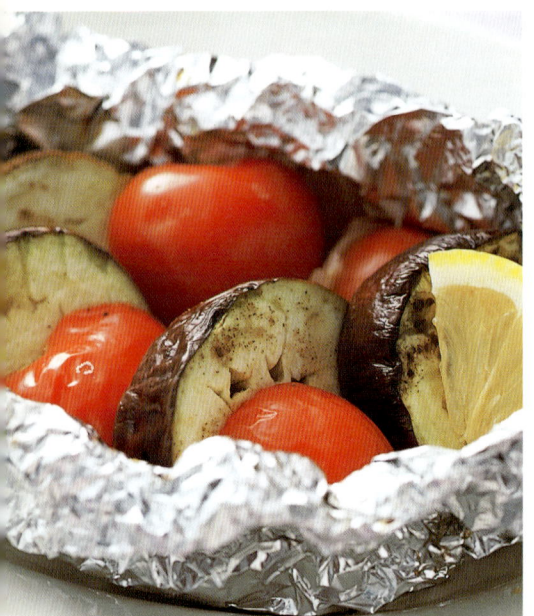

24kcal　たんぱく質1.0g　塩分0.6g　カリウム209mg
²⁄₃量▶ 16kcal　たんぱく質0.7g　塩分0.4g　カリウム139mg

なすは電子レンジで、酢みそは混ぜるだけで手軽に
なすの酢みそかけ

【材料】1人分	
なす	1個
a［みそ	小さじ1
砂糖・酢・みりん	各小さじ½

❶なすはへたを落とし、水でぬらしてラップに包み、電子レンジで1分ほど加熱する。押してみてやわらかくなればよい。
❷ラップをはずしてさまし、短冊切りにする。
❸なすを器に盛り、aをよく混ぜ合わせた酢みそをかける。
＊電子レンジがないときは、短冊切りにして水にさらし、フライパンに入れ、水と酒各少量をふってふたをして蒸し焼きにする。

応用 ゆでたかぶやにんじん、さやいんげん、グリーンアスパラガス、ねぎなども合う。

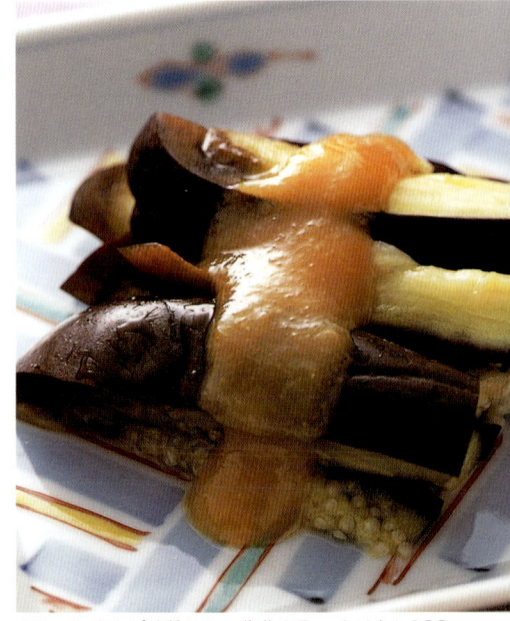

43kcal　たんぱく質1.6g　塩分0.7g　カリウム199mg
²⁄₃量▶ 29kcal　たんぱく質1.1g　塩分0.5g　カリウム133mg

汁物兼用のおかずに
白菜とじゃこの煮浸し

【材料】1人分	
白菜	1枚（100g）
ちりめんじゃこ	大さじ1/2（3g）
だし	1/3カップ
しょうゆ	小さじ1弱
みりん	小さじ1

❶白菜は一口大のざく切りにする。じゃこは熱湯をさっとかける。
❷なべにだしと調味料を入れて煮立て、白菜とじゃこを加え、白菜がしんなりするまで5分煮る。
【腎臓病の場合】半量以下にするか、白菜を下ゆでして使いましょう。

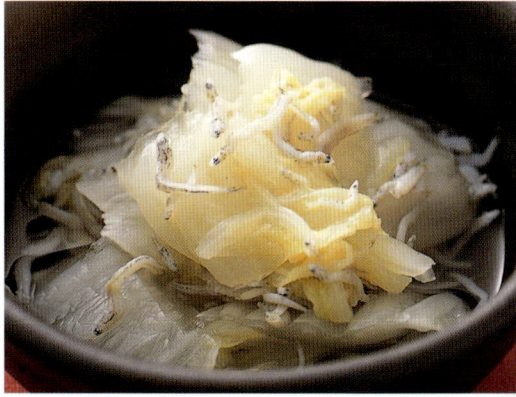

40kcal　たんぱく質2.8g　塩分1.0g　カリウム272mg
1/2量▶20kcal　たんぱく質1.4g　塩分0.5g　カリウム136mg

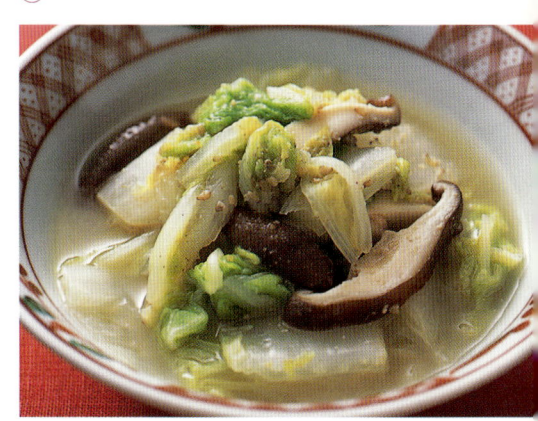

ごまの風味で変化をつけて
白菜としいたけのすりごま煮

【材料】1人分	
白菜	1枚（100g）
生しいたけ	1枚
a　だし	1/3カップ
すり白ごま	大さじ1/2
しょうゆ・みりん	各小さじ1

❶白菜の軸は棒状に切り、葉はざく切りにする。しいたけは薄切りにする。
❷なべにaを合わせて煮立て、①を入れてしんなりするまでさっと煮る。
【腎臓病の場合】半量以下にするか、白菜を下ゆでして使いましょう。

55kcal　たんぱく質2.5g　塩分0.9g　カリウム302mg
1/2量▶27kcal　たんぱく質1.3g　塩分0.5g　カリウム151mg

レタスはゆでたほうがたくさん食べられる
ゆでレタスとわかめのお浸し

【材料】1人分	
レタス	60g
わかめ	もどして5g
a　しょうゆ・みりん	各小さじ2/3
だし	小さじ1
削りガツオ	少量

❶レタスはさっとゆでてざるにあげ、水けを絞って一口大に切る。わかめも一口大に切る。
❷aを合わせ、水けを絞った①を加えてあえ、器に盛り、削りガツオをかける。

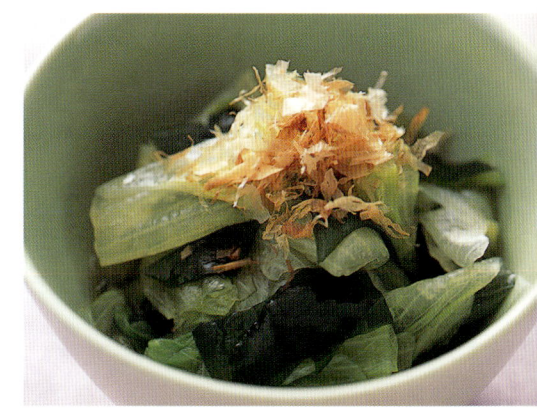

22kcal　たんぱく質1.2g　塩分0.7g　カリウム142mg
2/3量▶15kcal　たんぱく質0.8g　塩分0.4g　カリウム94mg

小さいおかず ［副菜］ 芋・海藻など

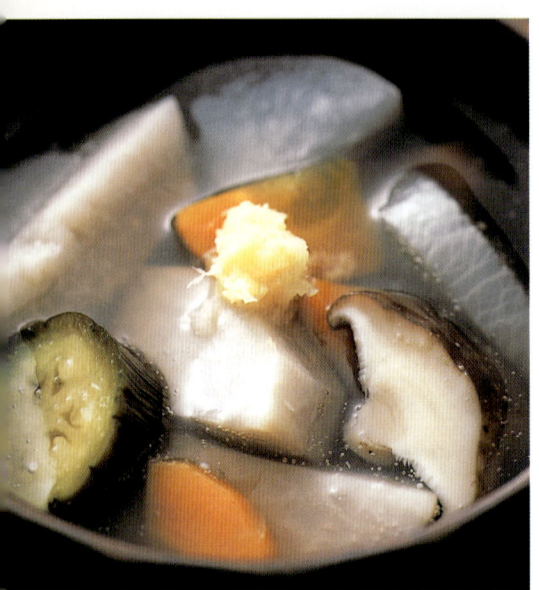

里芋のとろみが体を温める、寒い季節になによりの汁
のっぺい汁

【材料】1人分

里芋	1個（30g）
大根・にんじん・なす	各20g
生しいたけ	1枚
だし	1ダ
しょうゆ	小さじ½
塩	0.6g（ミニ½）
おろししょうが	少量

❶里芋は皮をむいて厚めの半月切りにし、大根は5㎜厚さのいちょう切り、にんじんは薄いいちょう切りにする。なすは1㎝幅の輪切りにして水にさらし、しいたけは一口大に切る。
❷なべに①とだしを入れてふたをして煮、野菜がやわらかく煮えたらしょうゆと塩で調味する。
❸器に盛り、おろししょうがをのせる。
【腎臓病の場合】里芋を半分に減らすと、カリウムは100mgほど減ります。

44kcal　たんぱく質2.4g　塩分1.2g　カリウム442mg
⅔量▶30kcal　たんぱく質1.6g　塩分0.8g　カリウム294mg

意外なとり合わせでも、相性ぴったり。塩分ゼロのおかず
里芋のパイナップルあえ

【材料】1人分

里芋	2個（60g）
パイナップル（缶詰め）	輪切り½枚（20g）
a ┌ 酢	大さじ½
└ 砂糖・みりん	各小さじ½

❶里芋は皮をむいて一口大に切り、やわらかくゆでる。パイナップルも一口大に切る。
❷aを合わせ、芋とパイナップルをあえる。
【腎臓病の場合】カリウムの点で、半量以下が安心でしょう。

応用　さつま芋や長芋でもお試しを。パイナップルのかわりに、生のキウイフルーツ、オレンジやみかん（薄皮をむいて）でも。

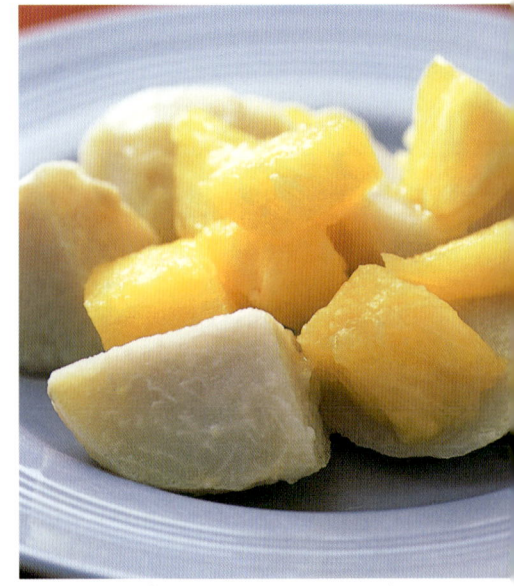

67kcal　たんぱく質1.0g　塩分0.0g　カリウム361mg
½量▶34kcal　たんぱく質0.5g　塩分0.0g　カリウム180mg

こっくりとした味わいでも塩分は控えめ
じゃが芋の黒ごまだれ

【材料】1人分	
じゃが芋	½個(60g)
さやえんどう	3枚
a すり黒ごま・だし	各小さじ1
砂糖	小さじ⅔
塩	0.5g(ミニ½弱)

❶じゃが芋は皮をむいて一口大に切り、水に入れてやわらかくゆでる。さやえんどうはゆでて水にとり、水けをきってせん切りにする。
❷器に湯をきった芋を盛り、さやえんどうを散らしてaを合わせたごまだれをかける。
【腎臓病】⅔〜½量を目安に。

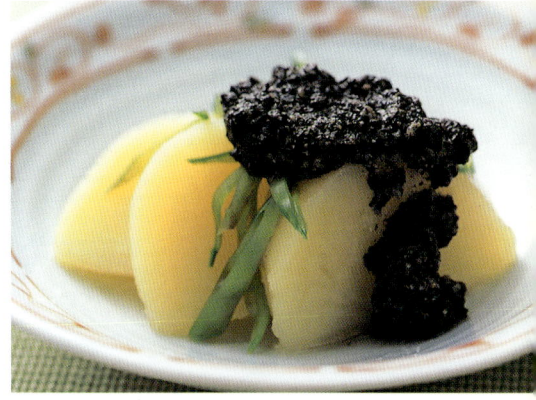

67kcal　たんぱく質1.7g　塩分0.5g　カリウム230mg
⅔量▶44kcal　たんぱく質1.1g　塩分0.3g　カリウム153mg

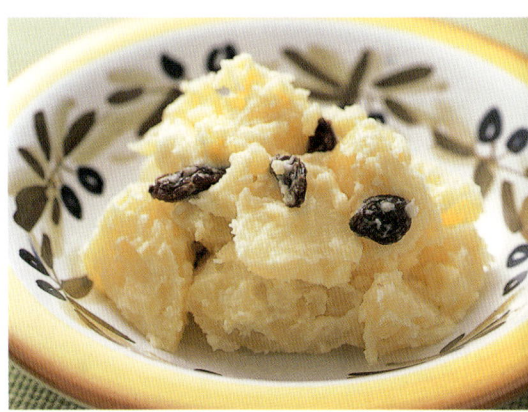

マヨネーズと牛乳でまろやかな口当たり
シンプルポテトサラダ

【材料】1人分	
じゃが芋	½個
レーズン	7〜8粒
マヨネーズ・牛乳	各小さじ1

❶じゃが芋は皮をむいて一口大に切り、水に入れてやわらかくゆで、湯をきる。
❷レーズンは熱湯をかけてやわらかくし、絞る。
❸マヨネーズを牛乳でときのばし、芋とレーズンをあえる。
【腎臓病】⅔〜½量を目安に。

応用 じゃが芋を里芋にかえてもねっとりとしておいしい。

90kcal　たんぱく質1.3g　塩分0.1g　カリウム249mg
⅔量▶60kcal　たんぱく質0.8g　塩分0.1g　カリウム166mg

塩こんぶの塩けとうまみだけで味は充分
さつま芋の塩こんぶ煮

【材料】1人分	
さつま芋(皮つき)	60g
塩こんぶ(細切り)	4g
水	適量

❶さつま芋は皮つきのままよく洗って1cm幅の輪切りか半月切りにし、水にさらす。
❷水けをきってなべに入れ、水をひたひたに注いで塩こんぶを入れ、ふたをして弱めの中火で芋がやわらかくなるまで煮る。
【腎臓病】½量以内を目安に。

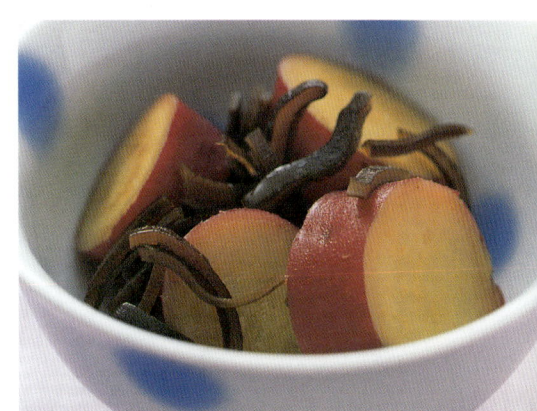

84kcal　たんぱく質1.4g　塩分0.7g　カリウム354mg
½量▶42kcal　たんぱく質0.7g　塩分0.4g　カリウム177mg

りんごの甘味と香りがさわやか。おやつにもおすすめ
さつま芋のりんごジュース煮

【材料】1人分	
さつま芋（皮つき）	60g
りんごジュース（果汁100%のもの）	1/2カップ
水	少量

❶さつま芋は皮つきのままよく洗って一口大に切り、水にさらす。
❷水けをきってなべに入れ、りんごジュースと水を加え、ふたをして弱めの中火で芋がやわらかくなって汁けがほぼなくなるまで煮る。
【腎臓病の場合】1/2量以内を目安に。

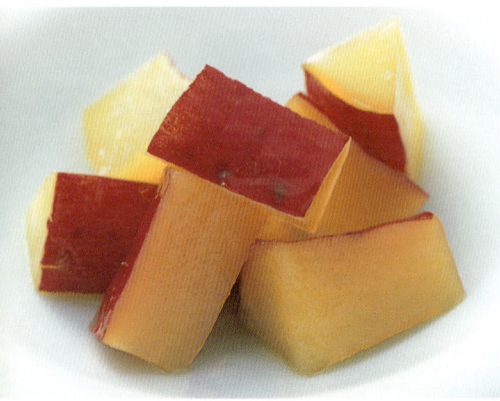

123kcal　たんぱく質0.9g　塩分0.0g　カリウム359mg
1/2量▶62kcal　たんぱく質0.5g　塩分0.0g　カリウム180mg

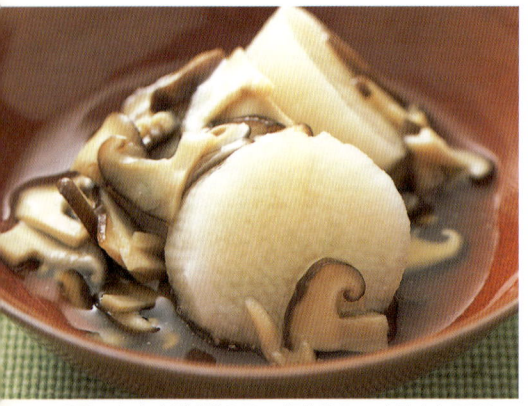

里芋より粘りが少ないので、のど越しもスムーズ
長芋のきのこあんかけ

【材料】1人分	
長芋	70g
a ┌ だし	1/2カップ
├ しょうゆ・酒	各小さじ1弱
└ 砂糖	小さじ1/3
生しいたけ	1枚
b ┌ かたくり粉	小さじ1/3
└ 水	小さじ1

❶長芋は皮をむいて1cm強の厚さの輪切りか半月切りにし、しいたけは4つ割りにして薄切りに。
❷なべにaと芋を入れ、弱めの中火でふたをして煮る。芋が煮えたらしいたけを加えてさっと煮、bの水どきかたくり粉でとろみをつける。
【腎臓病の場合】1/2量以内を目安に。

65kcal　たんぱく質2.7g　塩分0.8g　カリウム375mg
1/2量▶33kcal　たんぱく質1.4g　塩分0.4g　カリウム188mg

塩分を含むサケフレークをあえ物の調味役に活用
長芋とオクラのサケフレークあえ

【材料】1人分	
長芋	50g
オクラ	3本
サケフレーク（びん詰め）	20g

❶長芋は皮をむいて酢少量を加えた水につけ、水けをきって7〜8mm角に切る。
❷オクラは塩少量をまぶしてこすり、熱湯でゆでて水にとり、7〜8mm幅の小口切りにする。
❸芋とオクラをサケフレークであえ、器に盛る。味をみてうすければ、しょうゆを少量かける。
【腎臓病の場合】1/2量以内を目安に。

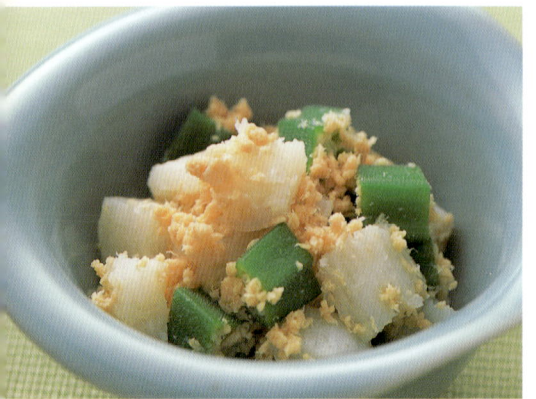

109kcal　たんぱく質5.8g　塩分0.8g　カリウム381mg
1/2量▶55kcal　たんぱく質2.9g　塩分0.4g　カリウム191mg

冷蔵庫で2〜3日もち、つけ合わせやあえ物にも使える
きのこの焼き浸し

【材料】1人分

生しいたけ・しめじ・えのきたけ	合わせて80g
a［ だし	1/4カップ
しょうゆ・みりん	各小さじ1

❶しいたけは一口大のそぎ切りにし、しめじとえのきたけはほぐす。
❷熱した焼き網にアルミ箔を敷き、きのこをのせてしんなりするまで焼く。オーブントースターで焼いてもよい。
❸熱いうちにaを合わせた中につけ、ときどき上下を返しながらしばらくおく。

【腎臓病の場合】きのこはたんぱく質もカリウムも多いので、半量以下を目安に。

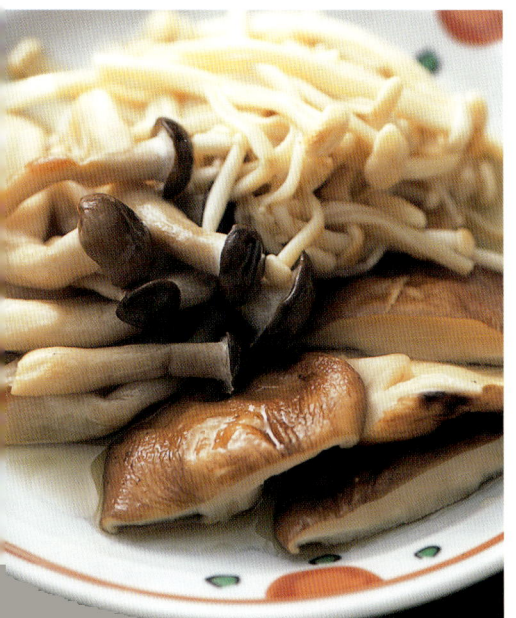

32kcal　たんぱく質2.8g　塩分0.7g　カリウム296mg
1/2量▶16kcal　たんぱく質1.4g　塩分0.4g　カリウム148mg

かみやすいように、こんにゃくに細かく切り目を入れて
こんにゃくとなすのあんかけ

【材料】1人分

こんにゃく	50g
なす	小1/2個
油	小さじ1
a［ だし	1/4カップ
しょうゆ	小さじ1弱
みりん・酒	各小さじ1/2
b［ かたくり粉	小さじ1/3
水	小さじ1

❶こんにゃくは両面に浅く細かく切り目を入れてから、5mm厚さで2cm角くらいに切り、水に入れて下ゆでする。
❷なすは一口大の拍子木切りにする。
❸なべに油を熱して①と②をよくいため、なすがしんなりしたら器に盛る。
❹同じなべにaを合わせて煮立て、bの水どきかたくり粉でとろみをつけ、③にかける。

応用　なすのかわりに、ねぎのぶつ切りやしいたけも合う。

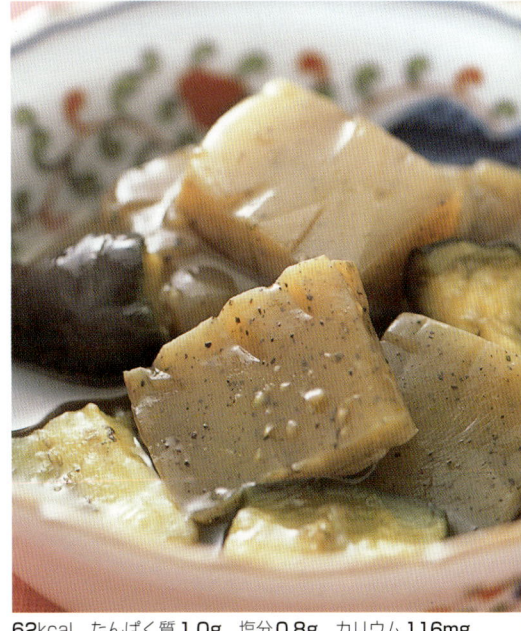

62kcal　たんぱく質1.0g　塩分0.8g　カリウム116mg
2/3量▶41kcal　たんぱく質0.7g　塩分0.5g　カリウム77mg

油でしっかりいためると味のしみがよい
糸こんにゃくと赤ピーマンのきんぴら

【材料】1人分	
糸こんにゃく	50g
赤ピーマン	20g
ごま油	小さじ1弱
a しょうゆ・みりん	各小さじ1弱
水・酒	各小さじ1
すり白ごま	少量

❶糸こんにゃくは水に入れて下ゆでし、湯をきって食べやすい長さに切る。
❷赤ピーマンはせん切りにする。
❸なべにごま油を熱して①と②をよくいため、aをかけて汁けがなくなるまでいり煮にし、器に盛ってすりごまをかける。

応用 糸こんにゃくがなければ、こんにゃくを薄切りにして。野菜は青いピーマンやにんじん、セロリでも。

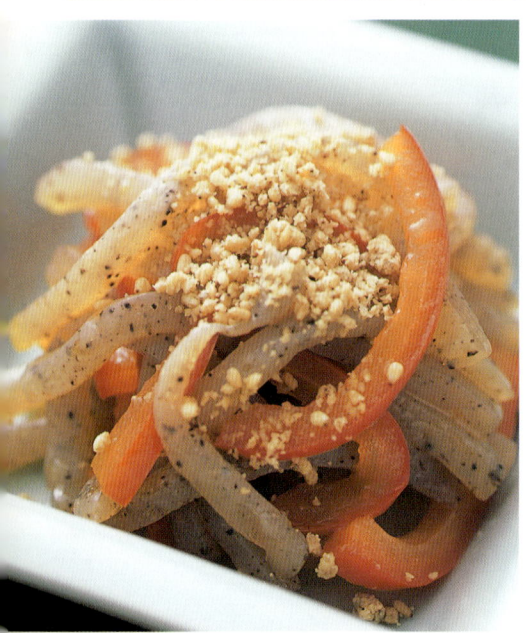

58kcal　たんぱく質0.9g　塩分0.7g　カリウム82mg
2/3量▶39kcal　たんぱく質0.6g　塩分0.5g　カリウム55mg

カルシウムや鉄の補給に。酢にはカルシウムの吸収を高める効果も
ひじきときゅうりの甘酢あえ

【材料】1人分	
芽ひじき(乾)	5g(もどして20g)
きゅうり	1/3本
シラス干し	大さじ2/3(3g)
a 酢・みりん・酒	各小さじ1
塩	0.5g(ミニ1/2弱)

❶ひじきはぬるま湯でもどし、さっとゆでてざるにあげて湯をきる。
❷きゅうりは皮をしま目にむき、薄い小口切りにする。塩少量をまぶしておき、しんなりしたら洗って水けを絞る。
❸シラス干しは熱湯をさっとかける。
❹aを合わせ、①〜③をあえる。
【腎臓病の場合】ひじきはカリウムが多いので、よくゆでて使います。2/3〜1/2量くらいにしておきましょう。

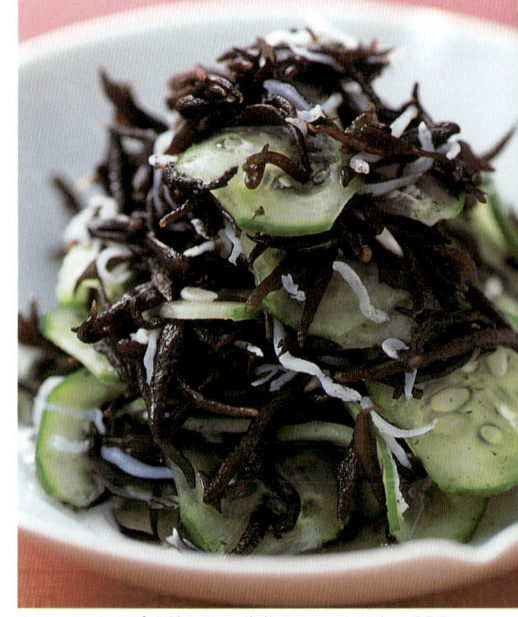

31kcal　たんぱく質1.6g　塩分0.8g　カリウム293mg
2/3量▶20kcal　たんぱく質10.g　塩分0.5g　カリウム194mg

食生活のケアで、人も国も元気に

杉橋啓子 神奈川福祉栄養開発研究所開発部長

だれしも、健康に無関心で無理を重ねれば、年老いて心身ともに病みがちになり、医療費や介護費など老後にかかる費用の心配も増してきます。
そして国もまた、疲弊し、老いてゆきます。今、糖尿病の治療にかかる医療費だけでも年に1兆円を超えています。寝たきり、認知症（痴呆症）、虚弱高齢者などの要介護の高齢者は、2000年の280万人から、2010年には390万人、2025年には520万人に増大すると推計されています。一人一人の健康は、個人のみならず国全体の問題でもあるのです。

●栄養過剰も、栄養不良も心配

高齢者の一人、あるいは二人暮らしの人が陥りやすい状態には次の2つの型があるようです。
「過食による栄養過剰型」——好きなものだけ気ままに食べる型。動脈硬化の進行による心筋梗塞や狭心症、脳卒中などを起こしやすい。糖尿病も招きやすい。
「小食、欠食による体力低下型」——淡白なものを少量しかとらない人では、たんぱく質、鉄、カルシウム、ビタミンなどの不足をきたす。老年期は栄養の予備能力が少ないので、免疫力も低下し、さまざまな疾病や老化を促進するもとになる。骨粗鬆症、貧血、寝たきりやそれによる床ずれの原因にも。

●食事が粗末になりやすい一人、二人暮らし

横浜市と川崎市で、高齢の一人および夫婦二人暮らしの食生活実態調査を行ったことがあります。それによると、買い物や調理労作の不自由さなどから、次のような食事パターンになりやすいことがわかりました。

- ばっかり食型——卵、大根など、1度買ったらそればっかり。（販売システムの問題もある）
- でき上がり食品型——でき合いの弁当や総菜専門。
- インスタント食品型——即席ラーメンなどを箱で購入して食べ続け、たまに外食。男性独身者に多い。
- 外食専門型——外で食べるか、店からとり寄せるか。
- 気まま食型——時間に関係なく、気の向くままに食べる。

いずれのパターンも栄養がほとんど足りておらず、病気や老化促進を招くもと。しかし、それに気づかない人が多いことも、また事実なのです。配食サービスの充実などが望まれます。

●みんなで食生活重視の支え合いを！

高齢者を持つ家族、ホームヘルパー、その他医療福祉にかかわる人々は、「ふだんの食生活が心身の健康を培う源」であることをよく認識し、そのためのサポートに力を注いでいただきたいと思います。それが、いちばんの「自立支援」といえましょう。
「わが幸は、わが手で！」という格言のとおり、健康は他人が授けてくれるものではなく、自らの努力のたまものです。世界一の長寿国家に「生」を受けた恵みを、国民皆が享受できるように、お互いに食事や生活習慣を見直して、自分らしい生き方を貫けるようにしたいものです。

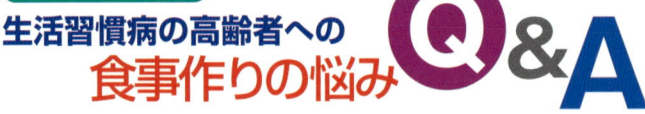

ホームヘルパー 生活習慣病の高齢者への食事作りの悩み Q&A

アドバイス：**本田佳子** 女子栄養大学教授（医療栄養学）・虎の門病院管理栄養士

Q. うす味に作っても、利用者さんが「うす味はまずい」と言って食卓で勝手にしょうゆをかけてしまいます。

A. しょうゆにだし、あるいは減塩しょうゆを混ぜて、塩分をうすくしてみてはどうでしょう。コツは、気づかれないように、少しずつうすめていくことです。
ある程度うすくできたら、「これ、うす塩なんですよ。このほうが体にいいから安心だけど、かける量も少しずつ減らしていかれるといいですね」などと伝えると、意図を理解してもらえるのではないでしょうか。

Q. 1食に塩分2gなどと言われても、どうも目安がつかめません。調理するときの塩分を把握するコツは？

A. 塩分は各種の調味料に含まれているので、わかりにくいですね。計量スプーン1杯分や、塩なら指ひとつまみの塩分を、10ページを参考に覚えておくのがいちばんです。
また、しょうゆやみそは、ティースプーンやよく使う小皿などでの分量を計って、その塩分をメモしておくと便利です。しょうゆは重さ×0.15、みそは重さ×0.12が標準的な塩分です。
また、「煮物のしょうゆはこのスプーン2杯弱で塩分は1g」、というように、使用量の目安を作っておくと、残り1gをほかの料理に使えばよい、という見当がつけられます。

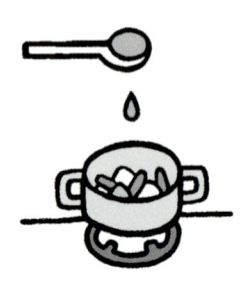

Q. うす味の料理だと、食が進まないようです。食事量が不足するのではないかと気になりますが。

A. 料理はうす味のままにして、漬け物や塩辛などを少し添えてみましょう。濃い味が少しでもあると、ほかはうす味でも不思議に満足できるもので、ごはんも進みます。
味の濃いものは量を計って添え、その量や登場回数を徐々に減らしていくようにしましょう。（漬け物などの加工食品の塩分は72ページを。）

Q. 糖尿病と高血圧のある人ですが、食欲旺盛で、甘いものや揚げ物、ごはんなどをたくさんほしがり、注意すると雰囲気が険悪になってしまいます。

A. 血糖値が高くなると、空腹感が強まってたくさん食べたくなります。そういうときこそ食事制限が必要になりますが、一方で、制止されるときげんが悪くなりやすいときでもあります。そんなときは、譲歩もやむを得ません。お菓子なら、ケーキより和菓子、その中でも小ぶりのものを、というように、妥協点を見つける努力をしましょう。揚げ物なら、表面積を少なくする、衣を薄くする、肉は赤身にする、少ない油で焼くように揚げる、などのくふうをします。
そうしたくふうの努力は、機会を見て本人に伝えることも必要で、食事コントロールの重要性を理解してもらうことにつながります。
ごはんは、本人と最初に相談して量を決めておくことです。それを守れない人なら、飯茶わんを小ぶりにするか軽めに盛り、「おかわり」をしても適量におさまるように調節するのも手です。

Q. 腎臓病の人で、医者に言われたからと、たんぱく質や塩分、カリウムの量に非常に神経質で、使う食品を制限されるので、料理が単調になり、栄養不足も気になります。腎臓病の人はそんなに制限が必要なのでしょうか。

A. 腎臓病の低たんぱく食は、制限の程度にもよりますが、使える食品や量に制約が出ることは確かです。普通の食事に慣れた人から見れば、栄養不足が気になることもあるでしょう。同居のご家族ですら、慣れないうちはとまどうようです。しかし、制限は腎臓を守るためにたいせつなことなので、一般の尺度でとらえずに、食事療法についての理解を深めてほしいと思います。

ただ、中には必要以上に厳しく制限している場合もあります。体重が減っている、手足が冷える、顔色が悪い、空腹感が強い、というようなときは、エネルギーもたんぱく質も足りないことがあります。いずれにしても、医師や栄養士からの指示量をよく確認し、疑問点は質問し、本人の思い込みがある場合は、その改善指導も頼むとよいでしょう。

Q. 健康に配慮した食事を作っても、あまり喜ばれないし、ほかの食事はいいかげんなようで、努力がむなしく感じられます。「もう高齢なんだから好きなものを食べさせたほうが本人の幸せ」などという人もいますが……。

A. たとえ1日の1食でも、健康を考えた食事を作ることは、相手の人生を尊重することにつながります。もう高齢だからといいかげんな姿勢で食事を作るのは、その人の尊厳を無視することにならないでしょうか。

また、作っても喜ばれなかったり、他の食事に問題があったりしても、ヘルパーの作る食事が「健康を守るモデル食」としてその人の意識に刷り込まれていく意義も、大きいもの。自分の健康を考えてくれる人の存在というものも、生きる意欲につながるでしょう。

食事作りは、命を支える大事な仕事です！むなしさに負けずに、がんばってください。

Q. 本人や家族が、テレビで得た断片的な健康食情報をもとに、「あれを食べるとよい」「これはだめ」などと注文をつけ、バランスのよい食事の重要性がなかなかわかっていただけないのですが…。

A.「"○○予防によい！"とテレビでとり上げているいろんな食品を並べてみたら、体に必要な食品がほとんど網羅されているんです。結局バランスよくなんでも食べるのがいいってことですね」「○○（食品名）で血圧が下がるなら、もう高血圧の人はいなくなってもよさそうですねえ」。

そんな話を、笑い話のように会話に織りまぜていると、情報にふりまわされることも徐々になくなっていくのではないでしょうか。

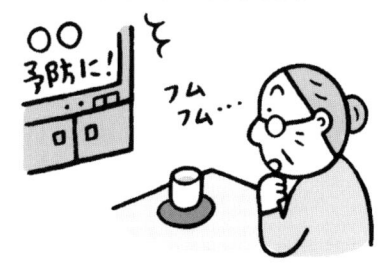

Q. 腎臓病で、栄養士から低たんぱく穀類を使うように指導されていますが、ご本人が食べたがりません

A. 低たんぱく穀類を使うと食事療法が楽になるので、使うように指導される場合が多いのですが、味覚的に受けつけない人や、経済的事情で敬遠される人もいます。

そうしたときは、それを栄養士に伝え、通常の穀類での食事指導をあおぎましょう。本書の献立は一般の穀類を使用して栄養調整してあるので、活用してください。

生活習慣病と高齢者

本田佳子 女子栄養大学教授(医療栄養学)・虎の門病院管理栄養士

＊「脂質異常症」は従来の高脂血症から変更された呼称です。病気そのものに変わりはないので、本書では「高脂血症」のまま記載します。

糖尿病

糖尿病とは、インスリンというホルモンの作用不足により血液中のブドウ糖濃度（血糖値）が高い状態が続き、全身にさまざまな症状をひき起こす病気です。糖尿病でさまざまな症状が出るときは、すでに病気が悪化している場合が多く、自覚症状がないうちから治療を進めることが必要です。インスリンはいろいろな作用をもっていますが、最も重要な作用は、血液中のブドウ糖を細胞内にとり込み、蓄え、エネルギーに変える手助けをするという、いわば血液中のブドウ糖が細胞内に入るさいの鍵のような役割をもっています。

●糖尿病の合併症は全身に及ぶ

血糖値の高い状態が長く続くと、つまり、糖尿病歴の長い高齢者ほど、血管の内壁が傷ついて動脈硬化（動脈の内壁に酸化したコレステロールがたまって血液の流れが悪くなり、血管の弾力が失われる状態）が進行し、狭心症や心筋梗塞、脳卒中（脳梗塞や脳出血）などを起こしやすくなります。

また、末端の血管も損傷を起こして、さまざまな合併症の危険も高まります。次の症状は糖尿病の三大合併症といわれています。

＊糖尿病性網膜症—目の網膜が損傷を受け、失明に至りやすい。中途失明者の原因の第１位。
＊糖尿病性腎症—腎機能の低下から慢性腎不全、透析療法へと移行する例が多い（→109ページ）。
＊糖尿病性神経障害—手足の末端血管などの損傷により、感覚が麻痺すると、傷ややけどを負っても痛みに気づきにくく、潰瘍から壊疽に至って損傷部位を切断、というケースも。下痢や便秘、吐き気、汗や尿が出にくいなどの症状も見られる。

そのほか、感染症や皮膚病、歯周病なども、糖尿病の人はかかりやすいので、気をつけましょう。

高血圧

血圧は、心臓から送り出された血液が、血管（動脈）の内壁に及ぼす圧力のことです。これが高すぎる状態が続くのが、高血圧です。心臓が収縮して大動脈に血液を送り出すときの血圧が最高血圧、送り出しの弁がいったん閉じて心臓に血液が戻って心臓が拡張するとともに、大動脈にためられた血液が末梢の血管に流れていくときの血圧が、最低血圧です。

血圧は、自律神経や循環調節ホルモンによって調節されています。また、心臓から１回に送り出される血液の量（心拍出量）や動脈の弾力性、末梢血管への流れ方などで変化します。

● 高血圧が続くと脳卒中や心不全の危険が

高血圧の人は、加齢によって動脈硬化が進んだり、血圧調整機能が低下したりするため、年齢が高くなるにつれ、増えてきます。血圧が高いほど、また、高血圧が長く続くほど、心臓や血管にかかる負担は増し、脳卒中、狭心症、心筋梗塞、心不全などを起こす危険が高まります。高齢者では、最大血圧が高くて最低血圧は低めという、両者の差（脈圧）が大きくなるケースがよく見られますが、これも心筋梗塞などを起こしやすいので、要注意です。
また、腎臓が動脈硬化を起こしてかたくなり（腎硬化症）、血液ろ過機能に支障を生じるなど、腎臓への障害も起きやすくなります。塩分をとると血圧が上昇しやすい（食塩感受性が高い）体質の人では、腎臓障害や心筋梗塞を起こす危険が、より高いといわれています。この体質は、高齢者や肥満した人、女性、家族に高血圧の人がいる場合などに多く見られます。

高脂血症 (脂質異常症*)

血液中のコレステロールや中性脂肪などの脂質が高くなる病気が、高脂血症です。血中のLDL（悪玉）コレステロール値が高い場合、中性脂肪（トリグリセライド）値が高い場合、また、HDL（善玉）コレステロール値が低すぎる場合も高脂血症といいます。
コレステロールも中性脂肪も体に大事な脂質なのですが、増えすぎると血管壁に酸化したコレステロールがたまり、動脈硬化を進行させる原因となります。エネルギーのとりすぎ、特に動物性脂肪のとりすぎはコレステロールを増やし、砂糖や、くだものに多い果糖、アルコールなどのとりすぎは中性脂肪を増やします。

● 高脂血症による心筋梗塞や脳梗塞も多い

動脈硬化が進行すると、前述のとおり、心筋梗塞や脳卒中を起こす危険が高くなります。食生活が豊かになり、脂肪や肉類などの摂取量が増えるにつれて、高脂血症による心筋梗塞や脳梗塞は増え続けています。若いうちから進行するケースも増えているので、高齢者でなくても油断はできません。

いくつかの症状を合わせ持つと危険が倍増

糖尿病や高血圧、高脂血症は関連性が深く、連動して起きやすい点に注意が必要です。また、複数の症状を持っていたり、肥満していたりすると、それぞれの症状は重症ではなくとも、心筋梗塞や脳卒中を起こす確率がぐっと高くなるのです。
しかも、どの病気も自覚症状がほとんどないままに進行していくのが怖いところ。そしてある日突然、心臓や脳の血管が詰まって倒れ、一命はとりとめても一生涯にわたる後遺症を残す、というケースが少なくありません。
糖尿病も、高血圧や高脂血症も、発病の原因にはいろいろありますが、多くの場合は、脂肪や塩分、糖分のとりすぎ、運動不足、（それらによる）肥満、喫煙、アルコールのとりすぎ、ストレス過多などが関係しています。そうした生活習慣を改善していくこと、特に食生活を見直して、「栄養バランスのよい、塩分控えめの食事を腹八分目に、規則的に食べる」習慣をつけることが、いちばんの予防策であり、症状改善策なのです（具体的なポイントについては14ページを）。

こんな症状に注意

脳血管の詰まり
・片目が見えない（視野が狭まる）
・ろれつがまわらない　・言葉が出ない
・よろける　・飲み込みが悪くなる
・手足がしびれる
・頭痛など

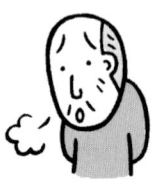

狭心症や心筋梗塞の兆候
・しめつけられるような胸の痛み
　（15分以上続くのは心筋梗塞で、危険）

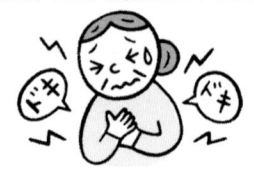

心不全の兆候
・疲れやすい　・息切れ
・むくみ（それによる体重増加）
・尿量の減少
・呼吸困難など

腎臓障害の兆候
・食欲不振　・だるい
・むくみ　・貧血　・尿の減少
・色の濃い尿など

＊小さな血栓が脳の動脈にできると、ごく軽度の認知症を起こすことがあります。何度も聞き返すなど、いつもと違う言動に注意し、いつどのような変化があったかの記録を。2日以上続いたり、間欠的に続いたりすると要注意。記録は医師に見せると診断の助けになります。

★糖尿病の判断指標（日本糖尿病学会による）

分類	空腹時血糖値（mg／dl）	ブドウ糖負荷試験による 血糖値（負荷2時間後）（mg／dl）
正常型	110未満 かつ	140未満
境界型	正常型でも糖尿病型でもないもの	
糖尿病型	126以上 または	200以上

＊境界型は糖尿病になる可能性の高い要注意の状態。高血圧の人や肥満した人などは特に注意。
＊時間に関係なく測定した数値（随時血糖値）は200mg／dl以上、または2か月前からの血糖値の平均を示すヘモグロビンA1cの数値が6.1％以上の場合も糖尿病型とする。

★高血圧の判断指標（日本高血圧学会による）

分類	意味	最高血圧（収縮期血圧）（mmHg）	最低血圧（拡張期血圧）（mmHg）
至適血圧	理想的な血圧	120未満	80未満
正常血圧	ほぼ理想的な血圧	120〜129	80〜84
正常高値血圧	高血圧ではないが要注意	130〜139	85−89
軽症高血圧（1度）	軽度の高血圧	140〜159	90〜99
中等症高血圧（2度）	中程度の高血圧	160〜179	100〜109
重症高血圧（3度）	重い高血圧	180以上	110以上

★高脂血症（脂質異常症）の診断基準（日本動脈硬化学会による）

分類	血中（血清中）の濃度（mg／dl）
高LDLコレステロール血症	LDLコレステロール値140以上
低HDLコレステロール血症	HDLコレステロール値40未満
高トリグリセライド血症	トリグリセライド値150以上

＊高血圧や糖尿病、肥満、喫煙などの危険因子を多く持つ人ほど、治療にあたっての管理目標値は厳しくなります。

腎臓病

腎臓は、体内の血液を濾過して老廃物を尿中に排泄するとともに、必要な物質を再吸収して、体液量や体液成分を一定に維持する役割をになっています。また、血圧の調節や造血、ビタミンDの活性化などにかかわり、身体内部の恒常性を維持しています。
腎臓が障害されると、尿中に血液が混在したり、たんぱく質がもれたり、むくみ、高血圧、尿量の減少などが出現します。
腎臓の機能を見る一つの指標であるクレアチニンの糸球体濾過量60ml/分未満や、尿・血液異常が3か月以上続いている状態では、慢性腎臓病と診断され、治療が必要になります。慢性腎臓病で早期の適切な治療により腎不全への進行を阻止することができます。

●糖尿病や高血圧が背景にある例も多い

腎臓病には急性と慢性がありますが、多いのは慢性です。血液をろ過する糸球体（毛細血管のかたまり）の損傷による慢性糸球体腎炎のほか、近年は、糖尿病の合併症である糖尿病性腎症が急増している点に、警戒が必要です。糖尿病性腎症が進行して腎不全から人工透析に至る人は、毎年の透析導入者の中で1位を占めるほど、多く発生しています。
また、高血圧などが長く続いて腎臓の血管が動脈硬化を起こす腎硬化症も増えています。慢性的な腎機能の低下は自覚されにくく、気づいたときには腎機能が20～30％になっていた、ということもあるので、糖尿病や高血圧の人では、定期的な検査や注意が非常にたいせつです。

●たんぱく質制限とエネルギー確保が治療食の二大柱

腎不全になったら、腎機能をそれ以上低下させないことが治療の柱になります。食事療法はそのために欠かせないものです。
食事の二大ポイントは、18ページに記したように、たんぱく質の制限とエネルギーの確保です。血液中の老廃物のおもなものは、たんぱく質の分解産物（尿素窒素、クレアチニンなど）なので、たんぱく質は腎臓の機能に見合った量に制限する必要があるのです。また、エネルギーが不足すると体のたんぱく質が分解されてしまうため、エネルギーを充分にとることも重要になります。そのほか、食塩やカリウムの制限も大事です。
そうした制限は病状や腎機能の状態によって異なります。かならず医師の指示に従いましょう。定期的に行う腎機能などの検査によって制限量が変わることもあるので、つねにどのような指示が出されているか、よく注意してください。

●透析療法中は、気のゆるみに気をつけて

透析療法には血液透析と腹膜透析（CAPD）とがありますが、ここでは、主流となっている血液透析の場合について触れておきましょう。
血液透析は、血液を人工のろ過装置に通して老廃物のろ過などを行うもので、週に1～3回行うのが一般的です。この療法に入ると、たんぱく質の制限はそれ以前よりゆるやかになりますが、水分のとりすぎによる体重の増加は避けなくてはなりません。そのため、水分を制限するとともに食塩も1日6g未満に控える必要があります。カリウムやリンの摂取量も制限されます。透析期間の長い高齢者では、気のゆるみから食べすぎて、血中のカリウムやリンが増えすぎてしまうこともあります。魚介でも野菜でも生食が好きな人や、上等な緑茶の

好きな人は、カリウム値が上がりやすく、肉や魚介、加工食品の好きな人は、リン値が上がりやすい傾向にあります。
透析療法をしていると、血管に負担がかかり、免疫力が低下しやすくなり、心不全や脳血管障害、感染症などを起こす危険が高くなるので、そうした点にも気をつけましょう。

★腎機能を見る検査の数値（一例）

	正常な範囲
尿たんぱく	マイナス
尿潜血反応	マイナス
尿糖	マイナス
血清尿素窒素	9〜20mg／dl
血清クレアチニン	男性0.8〜1.2mg／dl 女性0.5〜0.9mg／dl
血清カリウム値	3.5〜5.0mEq／ℓ 未満

高齢者の適正な体重と食事量は

食事が量的に適当かどうかは、その人が「適正な体重を保っているかどうか」を目安にするのがいちばんです。適正な体重とは、一般には以下の標準体重を目安にしますが、高齢者の場合は、その人が長年生きてきた中での「ほどよい体重」というものもあるので、主治医の見解を優先したほうがよいでしょう。また、高齢になると食事量が落ちる人も多いので、むやみに「揚げ物はだめ、丼物はだめ」というのではなしに、その人の食生活全体を見て、ゆるやかに調整をしましょう。

気をつけたいのは、急激な体重の変化です。高齢者の体重は水分量に左右されることも多く、脱水、あるいはむくみが体重に出ることもあります。また、がんなどがひそんでいることもあります。腎臓病では、体重減少がエネルギー不足の指標ともなり、腎機能が低下しやすいので、早めに医師に相談してください。

標準体重＝身長（m）×身長（m）×22

＊身長160cmの人の場合は、1.6×1.6×22≒56kgとなります。
＊これは、健康データに基づいたＢＭＩ（体格指数）による体重指標で、これの±10％の範囲が健康上望ましいとされています。

ふだんの生活 ここに注意

・寒暖の差に注意。特に外出時、トイレ、風呂場など。
・かぜの予防。腎臓病の場合、かぜをひくと腎機能が落ちるので、特に大事。
・薬をきちんと飲んでいるかのチェックを忘れずに。
・歯医者、外科などの診察を受ける場合も、病名と薬の名前をかならず伝える。
・傷ややけどのあとがないか注意し、手当てを早急にする（特に糖尿病の場合）。
・腎臓病の場合、手足の冷え、体重減少、強い空腹感などがあれば、エネルギー補給をし、医師に相談を。
・水分補給に気をつけ、尿の出方、体重変化にも注意を。

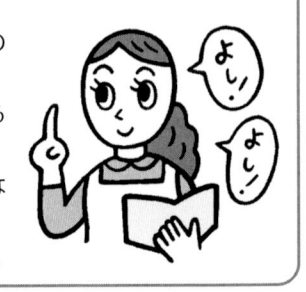

ホームヘルパー座談会

「元気で長生き」を支えるのは食事への自覚

在宅で介護を受ける高齢者には、生活習慣病などの病気を持つ人が多くいます。
そうした人の食事作りを通して感じることを、
4人のホームヘルパーに話し合ってもらいました。

＊2004年に、香川栄養専門学校公開講座「介護食士3級認定講座」(全国調理職業訓練協会認定資格)を受講されたかたがたです。お名前は仮名としました。

村岡 ホームヘルパーとして週2回ほど仕事をしながら、家では認知症(痴呆症)の母の介護をしています。母はぜんそくもあり、発作もしばしば起こすので、ほんとうに気の抜けない生活です。

横田 私はヘルパーとしては、食事作りで多く入っています。認知症のかたやパーキンソン病のかたもいます。その他に(栄養士として)公共の事業で、介護認定を受けていないかたの介護予防食ということで、週1回昼食を提供したりなどしています。

桜木 介護の仕事は7年近くになりますが、そのうち在宅ヘルパーは約2年になります。以前は介護福祉士として病院でホスピスケアをしており、在宅介護もそうした患者さんのお宅に入ることが多いんです。

正宗 在宅ヘルパーは今年で3年目で、これまでかかわってきたのはパーキンソン病、脳梗塞、糖尿病、高脂血症、透析療法の人…。高齢者はたいていいろんな病歴をお持ちで、いくつも併発している人も多いんですね。

塩味、甘い味、やめられない人が多い

——生活習慣病の人の食事作りの様子をお聞かせいただけますか。

正宗 ほとんどの場合、1～2時間の中で食事のほかにおむつ介助なども込みですから、短時間で何品も作るという作業が、とにかくたいへんでした。

桜木 私も病院勤務から在宅の仕事になったら、その家にある材料で、また、食材を買ってきて、と全部一からやらなくてはならないので、やはりとてもたいへんな思いをしました。

正宗 いちばん苦労するのは、長年習慣になった味覚の壁です。味がついているのに、しょうゆをジャブジャブかける人も多い。うす味に作っても「食べた気がしない」「好きなもの食べられないくらいなら死んでもいい」(笑)と言われちゃうとね……。

村岡 私の母は糖尿病もあり、私がいろいろ考えた食事を作っても、ごはんにお汁をかけ

ホームヘルパー座談会

て、味つけのりなどを入れてごちゃ混ぜにして食べてしまいます。偏食も多くて、においのあるものやぬめりのあるものは好まない。認知症もあるので、思うとおりにはいきません。

一同 認知症の人のお世話はたいへんでしょうね。

村岡 食べる量の調節がきかなかったり、デイサービスへ行っても食事を中断してしまうこともあるようです。

正宗 糖尿のかたは糖分も好みますね。あるご夫婦は、奥さんが「うちは味つけも甘くていいから、煮物も砂糖どんどん入れて」というんです。買い物でもよくあめを頼まれました。気にはなるけど、制止はできませんね。医者や栄養士の言うことは一応気にしていても、長年の味覚は変えられない。

横田 「もっと塩を入れて、濃くして」というかた、多いですね。特に一人暮らしの人に多いように思います。でも私の知るそういう人は、病院に入ってしまいました。

村岡 主人が糖尿病になってしまい、一時期1日1600kcalに減らしたら、体がふらふらになってしまいました。食事制限もむずかしいですね。それにお酒はやめられません。

正宗 お酒はやめられない人多いですね。脳梗塞で半身麻痺になってもお酒やめられない人がいて、ワインでポリフェノール2倍というのを見つけてきて「これがあったんだよ！」って（笑）。96歳の男性は、かならずおちょこに3杯の日本酒を、数えながら飲まれます。脳梗塞になった人には、お酒好きが多いように思います。

野菜を多く、計量も大事

——調理はどんなくふうをされていますか。

桜木 糖尿病で1日1400kcalなどと指示されているときは、なるべく野菜を多く、たとえばギョーザでもキャベツを多くしてひき肉を少なくとか、やってました。病院での仕事が長かったので、1400〜1500kcalの献立は目で見てわりと頭に入っているんです。なので、あまり細かく計ったりはせずに勘でやっていました。でも介護食士講座で「計ることが大事」と教わって、その意味をあらためて感じました。味も、これでいいと思っても、体調によっても自分の舌は変わることもありますよね。やはりきちんと計って作り、「これでいい」と言われると、確認ができて、次の人に引き継ぐさいの目安にもなりますね。

村岡 あるお宅はご主人が糖尿病やパーキンソン病、奥さんも糖尿病、心臓病、行動障害があり、私も野菜中心の食事を心がけて作ります。でも、朝自分で炊かれたごはんを、全部食べてしまうこともあるようです。

正宗 空腹感のコントロールはむずかしいで

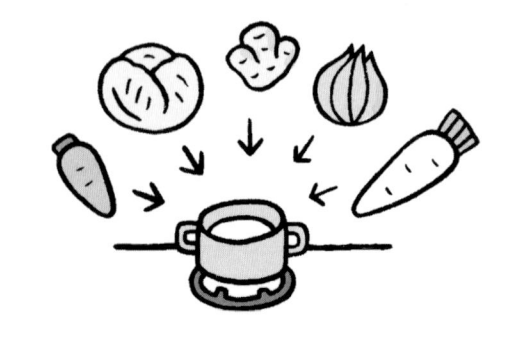

すね。食事も「初めに野菜を召し上がって」というといやがりますしね。

横田 そう、海藻やきのこを増やすと、「かさばかり多くても」と言われたり。でも、1回でめげないことですね。

野菜といえば、ゆで野菜の保存、おすすめですよ。アクの少ないキャベツ、玉ねぎ、にんじん、大根、白菜、小松菜などを、ゆではあらく刻んで密閉容器で冷蔵しておくんです。しょうがのせん切りをかならず入れます。サラダやあえ物、いため物、シチューやめんの具、あんかけなど、和洋中華に使いまわしがききます。シチューには合わない感じの大根なども、全然平気。缶詰めのホワイトソースやソーセージを使えば、5分くらいでできちゃいます。冷蔵庫で3日はもちますよ。

村岡 かぼちゃやほうれん草は、ゆでて冷凍しておくといいですね。

家族の意識に負う部分も大きい

——利用者の病気の程度は重くないんですか。

正宗 「食事に気をつけないと危ないよ」という人は多いですよ。いつ倒れてもおかしくない。ある日突然倒れていたということもありますね。

横田 一人暮らしの人で、だれも知らないうちに亡くなっていた例があります。好きなものばかり食べるような生活を続けていると、そんなことになりやすい。離れて暮らすご家族は食生活を自制して長生きしてほしい、と思っても、ご本人の思いとのギャップはありますね。

でも、一方で前向きにがんばっているかたも多いんです。90代の男性は、ご本人の自立のために一人暮らしをされているのですが、お嫁さんがきちんと献立を立て、いろんな野菜を切ったり、なべいっぱいに煮たりしておかれるので、ヘルパーはそれを使って料理をします。毎日冷ややっこや湯豆腐を召し上がるほかに、野菜と豆腐の汁物類もよく好まれます。まさに「長生きの秘訣は野菜」という感じ。このかたはお米はかならずご自分で炊かれます。見ていると、一人で暮らさなきゃ、という緊張感が、ご自身をしゃんとさせているようです。ご高齢でもご家族の思いやりによっては、こんなに生き生きと自立できるのだと感じています。

桜木 ご主人が糖尿病でも、奥様がちゃんと指導を受けて食事に気をつけている場合は、血糖値もいいですね。それを見ると、やはり日々の食事のケアってたいせつだと思います。ただ、一人暮らしの男性などは、退院してもヘルパーが週2回入る程度だと、そのときだけはきちんとしても、あとがいいかげん。ヘルパーは、献立や栄養の指導をする立場にはないわけですから、その目の届かない部分にどうかかわったらいいか、悩みますね。

病気になる前の予防指導のほうが大事

——退院のときに栄養指導は受けますね。

ホームヘルパー座談会

横田 高脂血症で入院した知り合いの人は、退院のときに栄養指導受けたけれど「意味が全然わからなかった」って（笑）。それで民間の病人食用の宅配弁当を頼んだら高いわりにまずくて「もう、これじゃ生きている価値がない」と絶望感を味わっているそうです。

一同 うんうん（共感のうなづき）

横田 最近つくづく思うのは、健康なうちの予防指導が大事、ということです。お元気な高齢者に、料理講習会などで、魚と野菜中心でごはんは150ｇ程度の献立を出すと「今までもっと食べていたわ」「私の食事は油っこかったのね」などと言われます。それもみんなで、油や塩のとりすぎはよくないとか、白あえは体にいいなどと雑談をしながら食べると「じゃあ、うちでもこういうのを夫に食べさせよう」ということになる。「この豆かたいね」なんて文句が出ても、「でも、こういうかたい黒豆を食べることもたいせつよね」という人もいて、それが意識の変化につながっていきます。一人だと気づかないことが、集団だとプラスの認識として共有できるんですね。

——**ともに見て食べることが大事。**

横田 そうなんです。「鶏ささ身を開いて中に野菜を入れて巻いて、油で焼いて……」と作り方もお見せすると「ああ、そうか」って。そんなふうに、いろんな機会に健康と食事についてくり返し話していると、少しずつ意識に浸透していくのではないかと思います。病気になってから食事を変えていくのって、じつにたいへんなことです。父も糖尿病で教育入院したことがあり、幸い今は安定していますが、入院同期のお仲間5人は食事管理がうまくいかずに、皆さん再入院でした。

——**合併症になる人も多いですか？**

一同 それは多いですね〜！

横田 合併症になって入院すると筋肉が落ちる。するとバランスを崩して転んで骨折してまた入院、というぐあいに、「負のスパイラル（らせん）」をたどっていきやすい。それがいちばん怖いんです。きちんとした食生活で合併症を防ぐことは、だからとても大事だと思います。

正宗 私の父は糖尿病から軽い脳梗塞を起こしたことがあります。最初ろれつがまわらなくなって、歯のせいかと思って歯医者に行ったら違うと言われ、即病院へ行ったので大事には至りませんでしたが、その夜から一時的に嚥下障害にもなりました。液体が飲めず、つかえたりむせたりして……のちにヘルパーになってから「これを嚥下障害というんだな」とわかったんですけどね（笑）。そのときは飲み物はストローで、食事もとろみをつけてと、たいへんでした。今はもう治りましたが、軽くすんでよかったと思っています。

（ 1つのコロッケに心をこめて ）

桜木 私の場合、ちょっと特殊ですが、がんの末期のかたのターミナルケアが多いので、その人が食べたいものを作ることにエネルギーを注ぎます。不思議なのは、その人が食べ

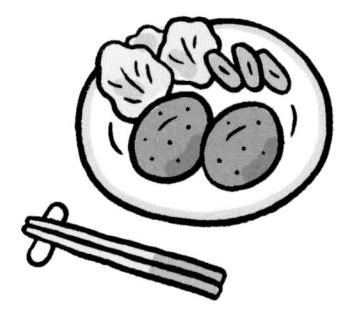

たいと思うものは、なんでも食べられることです。あと1か月しか生きられないという人が揚げ物でもなんでも召し上がる。
思い出深いのは、50代の乳がんの女性で、状態が悪いときはまったく食べられなかったのが、一時的によくなったときにコロッケを食べられたんです。すっとのどに通るんですね。「食は命」だと思わされます。

——残された時間に好きなものを食べられて、ご本人もご家族もきっと満足ですね。

桜木 人生最後のコロッケになるかも…と思うと、こちらも食材選びから盛りつけまで、作るのに力が入ります。それがご家族の心にも残って、「これが好きだった」とあとで作られることもあるようです。でも、だからこそ、料理の力をつけることが大事だと思います。気持ちがあっても技術がないとその場で対応できませんから。また、コロッケ1つでも、「作って」と気軽に言ってもらえるような関係作りも、心がけたいですね。

横田 「ヘルパーは、どの人に対しても食事を提供できる食の技術を身につけることが目標」、と介護食士講座で杉橋先生がおっしゃっていました。1つの食材で5通りくらいの料理がパッと浮かぶくらいでありたいと。そんな技量を私も身につけたいですね。

料理作りの手助けも自立支援の仕事

横田 私は、料理作りのお手伝いもしています。あるパーキンソン病のかたは、薬を飲まないと動けなくなってしまうのですが、体調のよいときには食べたいものをリクエストされ、私と一緒にキッチンに立たれるんです。私は、まるでそのかたが作っているようにお手伝いするのですが、それがとてもうれしいとおっしゃいます。

また、若くして脳血管障害で倒れたかたは、半身麻痺状態ですが、お子さんたちのために料理を作ることをご自身の使命にされています。なんでも片手で切って、2時間の間に数品作られるんですが、私は調味料を入れたり材料を刻んだり、作業のアシスタント役です。「先生ですね」と言うと「あら」と笑いながらも、親切にいろいろ教えてくださる。たいへんでも自分で作るということが、ずいぶんリハビリにもなったそうです。「家族の食事だけは自らの手で」という信念を貫くその姿勢は、ほんとうにすばらしいです。

介護というとヘルパーがなんでも代行、という場合が多いですが、「ご本人のやる気の応援」も、重要な介護の仕事のように思います。

桜木 そうですね。梅干しなども自分で漬けたほうがおいしいという人がいます。すると、そこまではヘルパーの仕事ではないと思いつつ、梅干し漬けの工程を手助けしたり…それは、その人の食を支えることなのかな、って思っています。（了）

この本に登場する料理の栄養成分値

	掲載ページ	エネルギー (kcal)	たんぱく質 (g)	脂質 (g)	炭水化物 (g)	カリウム (mg)	カルシウム (mg)	リン (mg)	鉄 (mg)	レチノール当量 (μg)	ビタミンB_1 (mg)	ビタミンB_2 (mg)	ビタミンC (mg)	コレステロール (mg)	食物繊維 (g)	塩分 (g)

安心メニュー (糖尿病・高血圧・高脂血症の人向け)

●カジキのなべ照り焼きの献立
カジキのなべ照り焼き	24	166	14.0	8.8	5.1	435	5	209	0.6	45	0.08	0.11	8	50	1.1	1.0
小松菜のからしあえ	24	11	1.1	0.1	2.0	84	76	29	1.1	260	0.02	0.04	11	0	1.2	0.5
根菜汁	24	45	1.6	0.3	9.4	306	22	55	0.3	156	0.06	0.04	16	0	1.8	1.1
ごはん	24	185	2.8	0.3	40.8	32	3	37	0.1	0	0.02	0.01	0	0	0.3	0.0
合計	24	407	19.6	9.5	57.3	857	107	330	2.1	461	0.18	0.19	35	50	4.4	2.6

●ソフト酢豚の献立
ソフト酢豚	26	187	12.9	7.2	17.7	441	27	157	0.8	323	0.52	0.17	17	33	2.6	1.3
きゅうりとところてんの辛味あえ	26	22	0.6	0.1	4.3	104	14	19	0.2	29	0.02	0.02	7	0	0.7	0.6
豆腐とわかめのスープ	26	23	1.7	1.0	1.8	55	16	28	0.3	2	0.03	0.02	0	0	0.3	0.9
ごはん	26	185	2.8	0.3	40.8	32	3	37	0.1	0	0.02	0.01	0	0	0.3	0.0
合計	26	417	17.9	8.6	64.6	633	61	242	1.4	354	0.59	0.21	25	34	3.9	2.8

●チキンクリームシチューの献立
チキンクリームシチュー	28	230	18.2	8.6	20.3	806	189	311	0.9	382	0.20	0.44	24	74	2.2	1.8
もやしとピーマンのお浸し	28	17	0.9	0.0	3.2	39	12	15	0.3	7	0.01	0.02	8	0	0.9	0.4
ごはん	28	185	2.8	0.3	40.8	32	3	37	0.1	0	0.02	0.01	0	0	0.3	0.0
オレンジ	28	39	1.0	0.1	9.8	140	21	24	0.3	21	0.10	0.03	40	0	0.8	0.0
合計	28	480	22.8	9.0	76.5	1018	226	388	1.5	410	0.34	0.49	73	74	4.2	2.3

●キンメダイのおろし煮の献立
キンメダイのおろし煮	30	148	13.6	6.4	6.0	387	43	373	0.5	56	0.04	0.06	6	42	1.1	1.1
竹の子とグリーンアスパラガスのサラダ	30	48	2.1	3.1	3.6	235	12	43	0.4	19	0.06	0.08	7	0	1.6	0.6
もずくと豆腐の汁物	30	16	1.6	0.7	0.9	61	18	35	0.4	9	0.03	0.02	0	0	0.5	0.7
ごはん	30	185	2.8	0.3	40.8	32	3	37	0.1	0	0.02	0.01	0	0	0.3	0.0
合計	30	397	20.1	10.5	51.3	714	76	488	1.3	84	0.15	0.17	13	42	3.5	2.4

●豆腐お焼き甘酢あんの献立
豆腐お焼き甘酢あん	32	149	9.9	5.7	14.1	272	115	144	1.1	154	0.09	0.06	10	7	1.4	1.0
かぶとセロリの梅肉あえ	32	37	1.1	1.1	5.6	262	25	25	0.2	3	0.02	0.02	9	0	1.2	0.7
さつま芋茶きん	32	95	0.7	0.1	22.3	258	22	26	0.4	2	0.06	0.02	15	0	1.3	0.0
ごはん	32	185	2.8	0.3	40.8	32	3	37	0.1	0	0.02	0.01	0	0	0.3	0.0
合計	32	466	14.0	7.2	82.7	824	165	233	1.8	159	0.19	0.11	33	7	4.2	1.7

●五目オムレツの献立
五目オムレツ	34	169	11.5	10.7	6.2	255	44	197	1.4	106	0.26	0.32	21	241	1.4	1.0
さやいんげんのすりごま煮	34	37	1.6	1.7	4.2	130	56	39	0.6	40	0.04	0.06	3	0	1.3	0.4
白菜とわかめの酢みそあえ	34	43	1.2	0.3	8.5	113	34	30	0.4	17	0.01	0.01	6	0	1.3	0.6
ごはん	34	185	2.8	0.3	40.8	32	3	37	0.1	0	0.02	0.01	0	0	0.3	0.0
合計	34	434	17.0	13.1	59.8	529	137	304	2.5	163	0.33	0.40	30	241	4.4	2.1

●ビビンバ丼の献立
ビビンバ丼	36	421	16.0	14.5	51.1	509	121	215	2.0	521	0.13	0.24	10	98	3.0	1.6
かぼちゃのレモン煮	36	58	1.0	0.2	13.7	230	8	22	0.3	330	0.04	0.05	24	0	1.8	0.2
白菜とはるさめのスープ	36	24	0.3	0.1	5.7	69	17	13	0.1	5	0.01	0.01	6	0	0.5	0.4
合計	36	503	17.3	14.7	70.5	808	146	250	2.4	856	0.17	0.30	40	98	5.2	2.3

●野菜あんかけうどんの献立
野菜あんかけうどん	38	310	17.2	3.1	50.1	465	80	230	1.7	469	0.15	0.22	11	46	3.6	2.5
豆腐のソテー わさびマヨネーズ	38	114	4.8	9.5	1.9	109	86	81	0.7	1	0.05	0.03	1	4	0.4	0.1
コーヒーゼリー	38	37	0.5	1.1	8.2	50	9	12	0.1	4	0.00	0.00	0	1	0.7	0.0
合計	38	460	22.4	13.7	60.2	624	176	323	2.4	474	0.21	0.25	11	51	4.6	2.7

安心メニュー (腎臓病の人向け)

◆カジキのなべ照り焼きの献立
カジキのなべ照り焼き	25	112	8.0	6.8	2.8	246	3	118	0.3	27	0.04	0.06	5	28	0.6	0.5
小松菜とはるさめのからしマヨネーズあえ	25	97	0.6	6.1	9.9	45	53	21	0.8	157	0.01	0.02	6	5	0.9	0.2
根菜汁	25	65	1.3	4.2	5.6	191	14	40	0.2	166	0.04	0.03	8	0	1.1	1.1
ごはん	25	269	4.0	0.5	59.4	46	5	54	0.2	0	0.03	0.02	0	0	0.5	0.0
合計	25	543	14.0	17.6	77.6	529	75	233	1.4	350	0.13	0.13	19	33	3.0	1.8

◆ソフト酢豚の献立
ソフト酢豚	27	190	8.0	9.9	16.8	354	22	108	0.6	322	0.33	0.11	17	20	2.1	1.3
きゅうりとくずきりの辛味あえ	27	40	0.5	0.1	8.5	104	14	20	0.2	29	0.02	0.02	7	0	0.6	0.5
豆腐とわかめのスープ	27	12	0.9	0.5	1.1	31	10	15	0.2	2	0.02	0.01	0	0	0.3	0.5
ごはん	27	269	4.0	0.5	59.4	46	5	54	0.2	0	0.03	0.02	0	0	0.5	0.0
合計	27	510	13.5	11.0	85.8	535	51	197	1.2	353	0.39	0.16	25	20	3.5	2.3

	掲載ページ	エネルギー (kcal)	たんぱく質 (g)	脂質 (g)	炭水化物 (g)	カリウム (mg)	カルシウム (mg)	リン (mg)	鉄 (mg)	レチノール当量 (μg)	ビタミンB1 (mg)	ビタミンB2 (mg)	ビタミンC (mg)	コレステロール (mg)	食物繊維 (g)	塩分 (g)
◆チキンクリームシチューの献立																
チキンクリームシチュー	29	209	9.8	12.4	14.0	415	93	154	0.5	353	0.10	0.21	9	48	1.6	1.5
もやしとピーマンのお浸し	29	17	0.9	0.0	3.2	39	12	15	0.3	7	0.01	0.02	8	0	0.9	0.4
ごはん	29	269	4.0	0.5	59.4	46	5	54	0.2	0	0.03	0.02	0	0	0.5	0.0
みかんの缶詰め	29	32	0.3	0.1	7.7	38	4	4	0.2	35	0.03	0.01	8	0	0.3	0.0
合計	29	527	14.9	13.0	84.2	538	113	227	1.1	394	0.17	0.25	25	48	3.2	1.9
◆キンメダイのおろし煮の献立																
キンメダイのおろし煮	31	135	8.0	7.7	7.1	235	29	220	0.3	37	0.03	0.04	4	24	0.8	0.8
竹の子とグリーンアスパラガスのサラダ	31	40	1.3	3.1	2.1	145	7	26	0.2	10	0.03	0.04	4	0	1.0	0.4
もずくと豆腐の汁物	31	11	1.1	0.4	0.7	46	13	27	0.3	9	0.02	0.02	0	0	0.5	0.7
ごはん	31	269	4.0	0.5	59.4	46	5	54	0.2	0	0.03	0.02	0	0	0.5	0.0
レモネード	31	63	0.1	0.0	17.2	8	1	1	0.2	0	0.00	0.00	3	0	0.0	0.0
合計	31	517	14.5	11.6	86.5	480	55	329	1.2	56	0.12	0.12	11	24	2.7	1.9
◆豆腐お焼き甘酢あんの献立																
豆腐お焼き甘酢あん	33	184	8.2	10.7	13.4	207	78	110	0.8	154	0.06	0.04	5	7	1.3	0.8
かぶの梅肉あえ	33	30	0.2	1.0	4.2	93	9	9	0.1	0	0.01	0.01	6	0	0.5	0.4
さつま芋茶きん	33	88	0.6	0.1	20.6	211	18	22	0.3	2	0.05	0.01	12	0	1.1	0.0
ごはん	33	269	4.0	0.5	59.4	46	5	54	0.2	0	0.03	0.02	0	0	0.5	0.0
合計	33	571	13.0	12.3	97.5	557	110	195	1.4	156	0.15	0.08	22	7	3.4	1.2
◆五目オムレツの献立																
五目オムレツ	35	164	7.7	11.9	5.9	203	42	129	1.3	106	0.08	0.27	11	232	1.4	0.7
さやいんげんのすりごま煮	35	37	1.6	1.7	4.2	130	56	39	0.6	40	0.04	0.06	3	0	1.3	0.4
白菜とわかめの酢みそあえ	35	43	1.2	0.3	8.5	113	34	30	0.4	17	0.01	0.01	6	0	1.3	0.6
ごはん	35	269	4.0	0.5	59.4	46	5	54	0.2	0	0.03	0.02	0	0	0.5	0.0
合計	35	513	14.5	14.4	78.0	492	137	253	2.4	163	0.16	0.35	20	232	4.5	1.8
◆ビビンバ丼の献立																
ビビンバ丼	37	466	12.8	12.8	69.2	409	107	179	1.6	406	0.11	0.14	7	20	2.9	1.4
かぼちゃのレモン煮	37	39	0.6	0.1	9.4	138	5	13	0.2	198	0.02	0.03	14	0	1.1	0.2
ねぎとはるさめのスープ	37	40	0.1	0.1	9.7	21	11	7	0.1	0	0.00	0.00	1	0	0.3	0.4
合計	37	546	13.6	13.0	88.2	568	122	199	1.8	604	0.14	0.17	22	20	4.3	2.0
◆野菜あんかけうどんの献立																
野菜あんかけうどん	39	362	14.8	6.8	56.2	379	38	195	1.0	327	0.15	0.18	8	39	3.2	2.5
こんにゃくのソテー わさびマヨネーズ	39	85	0.2	8.6	2.2	31	28	7	0.3	1	0.00	0.01	1	4	1.4	0.1
コーヒーゼリー	39	57	0.5	1.1	14.7	50	9	12	0.1	4	0.00	0.00	0	1	0.7	0.0
合計	39	503	15.5	16.5	73.2	460	76	214	1.3	333	0.15	0.19	9	45	5.3	2.6

ヘルシーな人気メニュー（糖尿病・高血圧・高脂血症の人向け）

	掲載ページ	エネルギー (kcal)	たんぱく質 (g)	脂質 (g)	炭水化物 (g)	カリウム (mg)	カルシウム (mg)	リン (mg)	鉄 (mg)	レチノール当量 (μg)	ビタミンB1 (mg)	ビタミンB2 (mg)	ビタミンC (mg)	コレステロール (mg)	食物繊維 (g)	塩分 (g)
●ボリュームおでんの献立																
ボリュームおでん	74	169	9.5	6.0	19.2	705	85	184	2.0	446	0.17	0.36	25	192	3.4	2.2
ほうれん草のごまあえ	74	53	2.4	2.9	5.1	318	78	48	0.9	540	0.05	0.08	11	0	2.5	0.4
ごはん	74	185	2.8	0.3	40.8	32	3	37	0.1	0	0.02	0.01	0	0	0.3	0.0
キウイフルーツ	74	27	0.5	0.1	6.8	145	17	16	0.2	6	0.01	0.01	35	0	1.3	0.0
合計	74	433	15.2	9.3	71.8	1200	183	285	3.2	991	0.24	0.46	71	192	7.5	2.6
●エビと野菜の天ぷらの献立																
エビと野菜の天ぷら	76	239	9.7	9.2	28.1	544	51	166	0.8	303	0.10	0.06	21	48	3.3	1.5
きゅうりとしらたきの酢の物	76	14	0.6	0.0	2.7	90	19	19	0.2	22	0.01	0.02	6	0	0.7	0.4
ごはん	76	185	2.8	0.3	40.8	32	3	37	0.1	0	0.02	0.01	0	0	0.3	0.0
合計	76	438	13.0	9.6	71.7	665	73	223	1.1	325	0.14	0.09	26	48	4.4	1.9
●なすはさみ豚カツの献立																
なすはさみ豚カツ	78	211	13.2	13.3	8.3	317	29	143	0.8	23	0.51	0.18	14	75	1.2	0.7
トマトとレタスのあえ物	78	21	0.7	0.1	4.5	157	8	22	0.2	53	0.04	0.02	9	0	0.7	0.4
麩とねぎのすまし汁	78	13	1.4	0.2	1.5	67	7	33	0.1	0	0.02	0.02	1	0	0.3	1.0
ごはん	78	185	2.8	0.3	40.8	32	3	37	0.1	0	0.02	0.01	0	0	0.3	0.0
合計	78	430	17.9	13.9	55.1	572	48	236	1.2	76	0.59	0.23	23	76	2.5	2.1
●ひき肉と野菜のカレーライスの献立																
ひき肉と野菜のカレーライス	80	452	14.8	10.2	73.2	557	45	198	1.4	212	0.49	0.16	21	30	3.7	1.9
セロリとりんごのヨーグルトあえ	80	50	1.1	1.5	8.6	190	31	32	0.1	4	0.02	0.04	4	4	1.1	0.2
合計	80	502	15.9	11.7	81.8	747	76	231	1.5	216	0.51	0.19	25	34	4.7	2.1
●冷やしととろそばの献立																
冷やしとろろそば	82	294	10.6	2.0	57.4	299	29	180	1.8	23	0.14	0.08	3	0	4.5	1.4
肉団子と大根の煮物	82	141	13.8	3.3	13.4	608	34	203	1.1	2	0.59	0.21	13	33	2.7	1.9
合計	82	435	24.3	5.3	70.8	907	63	383	2.9	25	0.72	0.28	17	33	7.1	3.3
●野菜ちらしずしの献立																
野菜ちらしずし	84	335	7.7	0.7	72.1	237	46	109	0.5	159	0.07	0.07	6	3	2.4	2.1
かぼちゃの小倉煮	84	89	1.8	0.2	20.1	257	10	38	0.5	330	0.03	0.05	21	0	2.4	0.0
かきたま汁	84	57	4.7	3.3	1.6	98	25	81	0.6	47	0.05	0.13	1	105	0.1	0.6
合計	84	481	14.2	4.2	93.8	593	82	227	1.7	536	0.15	0.25	28	108	4.9	2.7

	掲載ページ	エネルギー (kcal)	たんぱく質 (g)	脂質 (g)	炭水化物 (g)	カリウム (mg)	カルシウム (mg)	リン (mg)	鉄 (mg)	レチノール当量 (µg)	ビタミンB₁ (mg)	ビタミンB₂ (mg)	ビタミンC (mg)	コレステロール (mg)	食物繊維 (g)	塩分 (g)

ヘルシーな人気メニュー（腎臓病の人向け）

	掲載ページ	エネルギー	たんぱく質	脂質	炭水化物	カリウム	カルシウム	リン	鉄	レチノール当量	ビタミンB₁	ビタミンB₂	ビタミンC	コレステロール	食物繊維	塩分
◆ボリュームおでんの献立																
ボリュームおでん	75	109	6.3	3.2	12.7	333	46	118	1.2	370	0.09	0.20	9	98	2.2	1.9
ほうれん草と油揚げのごま酢あえ	75	64	2.5	4.4	4.0	170	72	45	0.8	270	0.03	0.04	6	0	1.5	0.3
ごはん	75	269	4.0	0.5	59.4	46	5	54	0.2	0	0.03	0.02	0	0	0.5	0.0
桃の缶詰め	75	43	0.3	0.1	10.3	40	2	5	0.1	0	0.01	0.01	1	0	0.7	0.0
合計	75	484	13.0	8.2	86.3	590	125	222	2.2	640	0.16	0.27	16	98	4.9	2.2
◆エビと野菜の天ぷらの献立																
エビと野菜の天ぷら	77	214	9.4	9.2	22.3	418	43	150	0.6	306	0.08	0.07	7	48	2.9	1.5
きゅうりとはるさめの酢の物	77	31	0.6	0.1	6.7	89	15	20	0.2	22	0.01	0.02	6	0	0.5	0.4
ごはん	77	269	4.0	0.5	59.4	46	5	54	0.2	0	0.03	0.02	0	0	0.5	0.0
合計	77	514	13.9	9.7	88.3	554	62	225	1.0	328	0.12	0.10	13	48	3.9	1.9
◆なすはさみ豚カツの献立																
なすはさみ豚カツ	79	213	8.2	16.1	7.7	226	27	92	0.5	23	0.24	0.11	13	61	1.2	0.5
トマトとレタスのあえ物	79	21	0.7	0.1	4.5	157	8	22	0.2	53	0.04	0.02	9	0	0.7	0.4
麩とねぎのすまし汁	79	13	1.2	0.2	1.5	67	7	33	0.1	0	0.02	0.02	1	0	0.3	1.0
ごはん	79	269	4.0	0.5	59.4	46	5	54	0.2	0	0.03	0.02	0	0	0.5	0.0
合計	79	516	14.2	16.8	73.0	495	47	201	1.0	76	0.33	0.17	23	61	2.6	2.0
◆ひき肉と野菜のカレーライスの献立																
ひき肉と野菜のカレーライス	81	492	12.9	11.6	80.9	399	41	169	1.3	156	0.38	0.13	12	23	3.2	1.9
きゅうりとりんごのヨーグルトあえ	81	49	1.1	1.5	8.6	127	27	31	0.1	19	0.02	0.04	6	4	0.9	0.2
合計	81	542	14.0	13.1	89.5	526	68	201	1.4	175	0.40	0.16	18	27	4.2	2.1
◆冷やしとろろそばの献立																
冷やしとろろそば	83	203	7.3	1.4	39.3	193	20	127	1.3	23	0.09	0.06	2	0	3.0	1.4
肉団子と大根の煮物	83	156	8.5	8.0	11.7	381	22	128	0.7	1	0.36	0.13	8	20	1.7	1.3
白玉みつがけ	83	146	1.9	0.3	33.1	6	2	14	0.3	0	0.01	0.01	0	0	0.2	0.0
合計	83	505	17.6	9.7	84.0	580	44	269	2.3	24	0.46	0.20	11	20	4.9	2.7
◆野菜ちらしずしの献立																
野菜ちらしずし	85	387	8.3	0.8	83.8	208	48	115	0.5	159	0.07	0.07	6	3	3.0	1.6
かぼちゃの小倉煮	85	89	1.8	0.2	20.1	257	10	38	0.5	330	0.04	0.05	22	0	2.4	0.0
かきたま汁	85	45	3.7	2.7	1.2	68	17	64	0.5	47	0.03	0.12	1	105	0.1	0.6
合計	85	522	13.8	3.7	105.2	533	75	217	1.5	536	0.14	0.24	28	108	5.5	2.3

大きいおかず・おかず兼主食（糖尿病・高血圧・高脂血症の人向け）

	掲載ページ	エネルギー	たんぱく質	脂質	炭水化物	カリウム	カルシウム	リン	鉄	レチノール当量	ビタミンB₁	ビタミンB₂	ビタミンC	コレステロール	食物繊維	塩分
●魚料理																
生ザケの梅煮	48	156	14.6	9.1	2.8	328	13	229	0.4	29	0.14	0.13	2	42	1.0	0.8
イワシのトマトソースかけ	49	172	13.1	8.6	9.1	576	74	181	1.6	240	0.09	0.26	19	39	2.5	1.6
タラのウスターソース焼き	50	98	12.6	2.3	3.9	302	30	166	0.4	16	0.08	0.08	6	41	0.4	1.2
焼きサバのしょうが酢かけ	51	142	13.4	7.3	3.7	383	19	166	1.2	113	0.13	0.21	10	38	0.8	0.8
ホタテガイと野菜のオイスターソースいため	52	150	14.1	7.5	6.3	380	101	219	3.2	298	0.06	0.25	14	37	1.8	1.5
●肉料理																
鶏肉のさっぱり香味焼き	53	92	15.8	1.1	2.7	285	7	147	0.3	37	0.07	0.08	5	49	0.4	0.8
ゆで豚と青梗菜のおろし玉ねぎソース	54	170	13.9	8.5	6.3	418	92	153	0.8	311	0.48	0.14	12	37	1.3	1.0
豚肉のねぎみそ焼き	55	117	16.3	2.9	3.7	300	12	167	0.9	2	0.68	0.17	2	46	0.5	0.8
豚肉と野菜のこんぶ巻き	56	123	12.5	3.1	10.7	632	55	143	1.0	80	0.52	0.20	46	33	2.8	1.2
牛肉のすき煮	57	183	16.2	8.0	9.0	561	102	212	2.2	279	0.12	0.32	20	151	2.5	2.0
●卵・大豆料理																
厚揚げの肉詰め煮	58	213	17.3	11.9	8.7	432	203	227	2.8	12	0.18	0.19	4	23	2.4	1.5
豆腐と野菜のチャンプルー	59	101	5.3	6.3	7.2	275	112	103	1.2	256	0.10	0.09	21	0	2.5	1.2
じか蒸し茶わん蒸し	60	67	7.4	3.4	1.6	131	31	106	0.7	48	0.04	0.17	1	131	0.4	1.2
いり卵と野菜の酢じょうゆいため	61	141	8.5	9.9	3.3	421	15	152	2.6	343	0.11	0.34	21	231	1.7	1.1
●ごはん・めん・パン料理																
冷やし中華	62	395	15.7	10.6	56.1	405	68	197	1.5	98	0.17	0.20	18	124	3.1	2.8
焼きそば	63	377	14.6	12.5	49.2	463	47	227	0.9	162	0.32	0.16	15	28	3.9	2.4
鉄火丼	64	327	17.8	0.6	59.3	325	19	214	1.5	27	0.06	0.07	2	31	1.1	1.8
サンドイッチ	65	305	12.8	14.6	30.2	230	152	256	0.7	111	0.16	0.13	12	33	2.0	1.8

大きいおかず・おかず兼主食（腎臓病の人向け）

	掲載ページ	エネルギー	たんぱく質	脂質	炭水化物	カリウム	カルシウム	リン	鉄	レチノール当量	ビタミンB₁	ビタミンB₂	ビタミンC	コレステロール	食物繊維	塩分
◆魚料理																
ギンダラの梅煮	48	167	10.0	12.4	2.6	314	15	145	0.4	774	0.07	0.11	1	32	1.0	0.9
イワシのトマトソースかけ	49	163	9.0	9.8	8.1	369	47	121	1.1	168	0.06	0.17	11	26	1.6	1.0
ギンダラのウスターソース焼き	50	198	9.4	15.3	3.8	288	18	124	0.5	780	0.04	0.08	6	32	0.4	1.1
焼きサバのしょうが酢かけ	51	148	9.3	9.0	5.7	287	13	117	0.8	82	0.10	0.14	9	26	0.8	0.6
カキと野菜のオイスターソースいため	52	170	5.7	13.1	7.0	259	99	100	1.8	77	0.05	0.12	10	36	1.2	1.5
◆肉料理																
鶏肉のさっぱり香味焼き	53	151	8.3	11.1	2.6	175	7	86	0.3	51	0.05	0.05	4	49	0.4	0.6
ゆで豚と青梗菜のおろし玉ねぎソース	54	208	10.4	12.2	11.2	261	43	111	0.5	135	0.36	0.10	6	31	0.7	0.7

	掲載ページ	エネルギー (kcal)	たんぱく質 (g)	脂質 (g)	炭水化物 (g)	カリウム (mg)	カルシウム (mg)	リン (mg)	鉄 (mg)	レチノール当量 (μg)	ビタミンB1 (mg)	ビタミンB2 (mg)	ビタミンC (mg)	コレステロール (mg)	食物繊維 (g)	塩分 (g)
豚肉のねぎみそ焼き	55	164	8.5	12.1	3.4	165	11	85	0.4	3	0.28	0.07	2	25	0.5	0.8
豚肉の野菜巻き焼き	56	152	12.1	7.1	7.5	382	23	138	0.8	83	0.52	0.19	47	33	1.3	0.9
牛肉のすき煮	57	189	10.2	8.2	16.7	322	53	126	1.2	188	0.06	0.13	6	27	1.8	1.4
◆卵・大豆料理																
厚揚げとはるさめのそぼろ煮	58	193	11.1	9.5	14.5	211	141	135	1.9	23	0.09	0.10	7	15	1.2	1.0
豆腐と野菜のチャンプルー	59	138	5.1	10.3	7.2	257	114	100	1.2	256	0.09	0.07	18	0	2.5	1.2
じか蒸し茶わん蒸し	60	67	7.4	3.4	1.6	131	31	106	0.7	48	0.04	0.17	1	131	0.4	1.2
いり卵と野菜の酢じょうゆいため	61	177	8.6	13.8	3.9	195	39	143	1.4	107	0.10	0.29	11	231	1.7	0.8
◆ごはん・めん・パン料理																
冷やし中華	62	429	14.3	11.5	63.7	334	64	177	1.3	71	0.15	0.15	16	82	2.9	2.7
焼きうどん	63	434	13.7	19.3	48.4	340	40	143	0.9	159	0.34	0.17	11	28	3.1	2.3
マグロのたたき丼	64	391	14.1	4.4	69.9	260	38	180	1.3	37	0.07	0.07	2	21	1.0	1.4
クロワッサンサンド	65	395	12.0	26.0	28.0	185	144	245	0.6	81	0.16	0.12	11	27	1.5	1.7

■小さいおかずほか

	掲載ページ	エネルギー (kcal)	たんぱく質 (g)	脂質 (g)	炭水化物 (g)	カリウム (mg)	カルシウム (mg)	リン (mg)	鉄 (mg)	レチノール当量 (μg)	ビタミンB1 (mg)	ビタミンB2 (mg)	ビタミンC (mg)	コレステロール (mg)	食物繊維 (g)	塩分 (g)
■うす味&かんたん即席漬け																
きゅうりのたたき漬け	66	5	0.3	0.0	1.1	69	9	12	0.1	18	0.01	0.01	5	0	0.4	0.3
にんじんとセロリのフルーツジュース漬け	66	21	0.5	0.0	5.4	170	14	17	0.1	241	0.03	0.01	8	0	0.8	0.1
ミニトマトの酢漬け	67	12	0.2	0.0	2.3	65	3	7	0.1	32	0.01	0.01	6	0	0.3	0.2
かぶのゆかり漬け	67	10	0.2	0.0	2.1	75	7	8	0.1	0	0.01	0.01	2	0	0.4	0.2
カリフラワーのカレー風味漬け	67	16	1.1	0.1	2.6	145	11	25	0.3	2	0.02	0.04	27	0	1.1	0.3
■注ぐだけの½カップ汁物																
みぞれ汁	68	9	0.6	0.0	2.3	123	15	10	0.2	2	0.01	0.01	3	0	0.8	0.5
豆乳汁	68	51	4.0	2.2	3.7	213	17	55	1.3	23	0.04	0.03	1	0	0.4	0.4
きな粉汁	68	28	2.2	1.4	2.2	128	16	32	0.6	0	0.05	0.02	0	0	0.5	0.4
すりごま汁	69	44	2.1	3.6	1.6	25	72	34	0.6	0	0.03	0.01	0	0	0.8	0.2
青のり汁	69	4	0.4	0.0	1.0	13	6	6	1.3	49	0.02	0.03	1	0	0.7	0.6
■ヘルシー一口デザート																
黄桃シャーベット	70	63	0.3	0.1	15.3	61	2	6	0.2	0	0.01	0.01	2	0	0.7	0.0
甘酢大根のプラム巻き	70	63	0.5	0.0	15.5	114	10	10	0.2	29	0.01	0.01	18	0	1.3	0.1
甘煮豆のフルーツあえ	71	73	1.6	0.2	17.3	133	18	30	0.6	2	0.01	0.02	21	0	1.9	0.5
りんごのはちみつ煮	71	48	0.1	0.1	12.9	56	2	5	0.1	2	0.01	0.01	2	0	0.4	0.1
レモネード	71	63	0.0	0.0	17.2	8	1	1	0.2	0	0.00	0.00	3	0	0.1	0.0
■緑黄色野菜																
かぼちゃのヨーグルトソース	90	92	1.9	1.8	17.5	335	30	48	0.4	462	0.06	0.08	23	2	3.0	0.1
かぼちゃとしめじのうす味煮	90	83	2.8	0.5	17.9	443	12	80	0.5	396	0.11	0.13	28	0	3.5	0.8
ブロッコリーのとろろ煮	91	57	4.3	0.1	11.6	419	30	85	0.8	78	0.12	0.16	37	0	3.8	0.6
トマトのふりかけサラダ	91	41	1.9	1.5	5.9	219	9	28	0.4	90	0.05	0.04	16	0	1.2	0.3
にんじんとりんごの甘煮	91	98	0.4	0.1	14.0	158	14	14	0.1	701	0.04	0.02	3	0	1.6	0.5
2色ピーマンのあえ物	92	33	1.6	0.2	6.3	147	6	20	0.4	64	0.04	0.06	96	2	0.9	0.4
青梗菜のたたき梅あえ	92	24	0.7	0.1	4.5	184	85	20	0.5	308	0.02	0.04	11	0	1.1	0.5
オクラのわさび漬けあえ	92	16	0.9	0.1	3.2	68	24	18	0.2	27	0.03	0.03	3	0	1.3	0.2
■淡色野菜																
キャベツのお好み焼き風	93	101	4.4	3.0	15.1	272	72	63	1.5	38	0.08	0.07	43	5	2.8	0.8
キャベツとベーコンのスープ煮	93	39	1.9	1.4	5.8	209	44	35	0.3	8	0.05	0.04	42	4	1.8	0.6
キャベツのごまあえ	94	39	1.5	1.2	6.5	118	57	36	0.4	157	0.03	0.02	19	0	1.7	0.7
かぶとろろにんじんの甘酢あえ	94	42	0.9	1.2	7.5	243	47	34	0.4	450	0.04	0.01	12	0	1.9	0.5
もやしとにんじんのごま油いため	94	68	2.0	5.1	3.7	122	14	41	0.2	420	0.07	0.04	8	3	1.2	0.5
大根のしょうが酢あえ	95	31	0.4	0.1	6.2	196	20	17	0.2	6	0.02	0.01	9	0	1.1	0.5
大根とにんじんのいためなます	95	65	0.6	3.1	8.2	160	16	17	0.2	300	0.02	0.01	6	0	1.1	0.5
なすとミニトマトのホイル焼き	96	43	1.0	0.1	5.7	209	16	28	0.2	42	0.05	0.04	11	1	1.8	0.6
なすの酢みそかけ	96	41	1.6	0.4	8.2	199	21	34	0.4	14	0.04	0.05	2	0	1.7	0.5
白菜とじゃこの煮浸し	97	40	2.8	0.3	6.3	272	62	79	0.4	23	0.01	0.04	19	12	1.3	1.0
白菜としいたけのすりごま煮	97	55	2.5	1.8	7.4	302	83	79	0.4	7	0.06	0.06	20	0	2.0	0.6
ゆでレタスとわかめのお浸し	97	22	1.2	0.1	4.0	142	15	26	0.5	26	0.04	0.03	4	0	0.8	0.5
■芋																
のっぺい煮	98	44	2.4	0.3	7.8	442	23	78	0.4	284	0.08	0.04	7	4	2.3	1.2
里芋のパイナップルあえ	98	67	1.0	0.1	15.1	361	10	30	0.3	1	0.05	0.01	4	0	1.5	0.0
じゃが芋の黒ごまだれ	99	67	1.7	1.2	13.1	230	29	33	0.5	0	0.06	0.01	17	0	1.5	0.5
シンプルポテトサラダ	99	90	1.3	3.3	14.5	249	10	25	0.3	4	0.08	0.01	13	3	1.2	0.1
さつま芋の塩こんぶ煮	99	84	0.4	0.1	20.4	354	35	34	0.5	0	0.08	0.02	20	0	1.5	0.6
さつま芋のりんごジュース煮	100	123	0.9	0.4	30.7	359	26	34	0.8	2	0.08	0.02	20	0	1.4	0.0
長芋のきのこあんかけ	100	65	2.7	0.2	12.7	375	16	52	0.4	0	0.09	0.05	5	0	1.1	0.5
長芋とオクラのサケフレークあえ	100	109	5.8	5.7	9.3	381	42	89	0.7	30	0.12	0.08	6	19	1.9	0.8
■海藻など																
きのこの焼き浸し	101	32	2.8	0.6	7.2	296	3	90	0.6	0	0.14	0.15	1	0	3.0	0.7
こんにゃくとなすのあんかけ	101	62	1.0	4.1	5.3	116	30	29	0.4	5	0.02	0.04	2	0	1.7	0.6
糸こんにゃくと赤ピーマンのきんぴら	102	58	0.9	3.6	5.4	82	36	26	0.5	36	0.02	0.04	34	0	1.5	0.7
ひじきときゅうりの甘酢あえ	102	31	1.6	0.4	6.5	293	85	32	2.9	50	0.03	0.07	5	7	2.5	0.8

119

●監修

香川芳子 かがわ・よしこ
女子栄養大学学長・医学博士。四群点数法による栄養クリニックを開設し、肥満、高脂血症、高血圧、糖尿病などの栄養指導を実践する。食の教育推進協議会代表。

杉橋啓子 すぎはし・けいこ
神奈川福祉栄養開発研究所開発部長。元・特別養護老人ホーム正吉苑副苑長として、高齢者の食生活および「食」を通しての自立支援の研究、地域の要介護者の食生活援助に携わる。香川栄養専門学校非常勤講師。共著に『実践介護食事論』『終末期の栄養と調理』ほか。

●献立・料理

今井久美子 いまい・くみこ
栄養士・料理研究家。女子栄養大学卒業。保健所、各種学校等で講師として栄養・料理指導に携わる。手軽においしく作れる健康メニューが得意で、朝日新聞「料理メモ」や料理書、雑誌でも活躍。共著に『腎臓を守る食事シリーズ』『胃手術後の献立カレンダー』『1600kcal和風献立』(いずれも当出版部刊) など。

●医療栄養指導

本田佳子 ほんだ・けいこ
女子栄養大学栄養学部教授 (医療栄養学)。女子栄養大学卒業、東北大学大学院医学系研究科博士課程修了。虎の門病院栄養部部長を経て、現職。日本病態栄養学会常任理事、日本臨床栄養学会評議委員などを務める。共著に『腎臓病の人の食事』(当出版部刊)、『糖尿病診療マニュアル』『栄養食事療法必携』など。

●取材協力
「介護食士3級認定講習」＊の受講者の皆さん
＊香川栄養専門学校公開講座・全国調理職業訓練協会認定資格

●企画・編集
足立礼子

料理撮影／青山紀子
イラスト／はやしゆうこ
ブックデザイン／オフィス 百
編集協力／川俣千恵

ホームヘルパーお料理サポートシリーズ②
糖尿病、腎臓病、高血圧、高脂血症
高齢者のための食事制限メニュー

2005年3月15日　初版第1刷発行
2011年4月30日　初版第3刷発行

著者／今井久美子、本田佳子
発行者／香川達雄
発行所／女子栄養大学出版部
〒170-8481　東京都豊島区駒込3-24-3
電話　03-3918-5411 (営業)
　　　03-3918-5301 (編集)
ホームページ　http://www.eiyo21.com
振替　00160-3-84647
印刷・製本／図書印刷株式会社

＊乱丁・落丁本はお取り替えいたします。
＊本書の内容の無断転載・複写を禁じます。

©Imai Kumiko, Honda Keiko　2005, Printed in Japan
ISBN978-4-7895-1902-1